[illegible]を
一流に育てる
教養
としての
食育

磯邉里紗
ISOBE RISA

幻冬舎MC

はじめに

子どもを一流の人間に育てたい――そう願って、高い学力をもとめ、私立小学校受験をさせる親は増加の一途をたどっています。その闘いは年々激しさを増し、世の親たちは受験のために良いと思い、まだ幼いうちから塾や英会話教室などへとせっせと子どもたちを通わせます。

しかし、子どもを一流の人間に育てるために必要なものは学力だけではありません。一流の人間として必要なこと、それは知識や教養、深い思考力です。

それらを育むために、昨今注目されているのが「食育」です。食育とは、食材や調理法、健全な食生活とはどういったものかを学ぶことです。ほかにも食育を通じて日本の伝統的な食文化についての知識や食事のマナーを身につけることもできます。食の知識やマナーは今やグローバル社会の必須教養とさえいわれています。

さらに食育は料理を作る過程において、思考力や判断力、創造力、独自性などの非認知能力を育むことができます。最近では食べ始めて間もない2歳頃から食育に取り組むのが効果的といわれており、世界のエリート層からも大きく注目されているのです。

私は東京都渋谷区の広尾で2歳児以上を対象とした子どもの食育教室を運営しています。私たちの食育教室では、たった2歳のお子さんが親と離れ、包丁を使い野菜を切り、昆布やかつお節から出汁《だし》をとります。食材から産地のことを学んだり、自分たちで野菜を収穫したり、配膳やテーブルマナー、おはしの使い方を学んだりします。さらには伝統工芸の食器を使い、四季折々の行事を通じて自国の文化について理解を深めます。このように子どもたちが主体的に食についての学びを深め、自然にマナーや教養を身につけるのです。

本書では食育から得られる力、そして実践として私たちの食育メソッドについて詳しくお伝えします。本書を通して多くの保護者の皆さまに食育の大切さを理解していただき、「食」という世界共通の教養を身につけ、未来に羽ばたき一流の人生を送る子どもが一人でも増えることを心から願っています。

子どもを一流に育てる　教養としての食育

目次

［第2章］　食の知識 礼儀作法 日本文化の理解
一流の教養を身につけさせる「食育」

［第3章］ 食を学び、料理を通して子どもを一流に育てる

食育の実践編

［第1章］

子どもを一流に育てるために さまざまな習いごとをさせる親たち

人生の見通しが立たない予測不能な社会

生まれたばかりのわが子と初めて対面したときのことは、生涯忘れることはないでしょう。やっと会えたという喜びと無事に生まれてくれたという安心感に包まれ、それと同時に、この小さな命を守り、育てていかなければならないという責任感も生まれます。そして、これから始まる子育てへの漠然とした不安と緊張——。いろいろな感情が溢れ出てきて止まりません。親になって、初めて感じるこの思いこそが、わが子からの最初のギフトです。

そんな感動もつかの間、初めての育児に翻弄される毎日がやってきます。赤ちゃんの小さな変化にも動揺し、睡眠不足の毎日のなかで試行錯誤しながら、小さな命を守るためにクタクタになります。それでも、一日中かわいいをまき散らす小さな怪獣を見ているだけで疲れや睡眠不足は吹き飛んで、このまますくすく育ちますようにと前向きな思いで日々を過ごします。

しかしようやく子育てにも慣れ始め、自分の心にも余裕が生まれてくる頃、ふと考えます。

「この子はこのまま心身ともに健康に育ってくれるだろうか？　この社会でささやかでも幸せを感じながら、平穏無事な毎日を送ることができるだろうか？」

世の親がこのように不安を感じるのも無理はありません。予測のつかない現代社会では、子どもたちを取り巻く環境がめまぐるしく変化しているのです。

特にAIやロボット工学の発展の影響は大きく、多くの職業で自動化が進み、人々の働き方もここ数年で大きな変化を遂げています。2018年頃に「AIによって10年後にはなくなる仕事」が話題となりました。野村総合研究所とオックスフォード大学の教授らの「2030年にかけて日本の労働人口の49％が就いている仕事は人工知能やロボット等で代替可能になる」という研究結果に基づいたものです。これらの情報により、世の中の変化を実感した保護者の方も多いはずです。

また、親が子どもたちの将来に不安を抱くもう一つの要因として、昨今、取り沙汰されている格差社会問題が挙げられます。大都市圏と地方、正社員と非正規社員などによって世帯ごとの所得格差は年々広がりを見せ、各家庭の教育費においても格差が顕著になっています。高額な塾や私立学校への進学が困難な家庭では、子どもたちの学力や将来のキャリアの選択肢に影響が出るのではとますます心配になります。２０２１年の流行語大賞にノミネートされた「親ガチャ」という言葉はまさにこの格差社会問題を反映したものといえます。

このように日々変化を遂げる状況下で、いったいどのような教育が必要なのか、親たちは悩みを抱えています。わが子のために望むのはごく当たり前でささやかな幸せなのに、果たして自分は親としてそれを実現してあげられるのか、子どもが成長するにつれ不安が押し寄せ自信がもてなくなっていくのです。

幼児にたくさんの習いごとをさせる親たち

そこで親たちは、多様な習いごとを通じてわが子の才能を伸ばそうと試みます。英語、算数の塾、音楽やスポーツなど、子どもが社会で成功するためのスキルを身につけさせることが目的です。２０２３年２月に発表された矢野経済研究所の調査によると、幼児英才教育市場は年々拡大傾向にあり、幼児期から子どもの能力や知力を伸ばしたいという親のニーズは増加の一途をたどっていることが分かります。幼少期から始めることで、子どもを少しでも優位に立たせてあげたいという、強い思いを感じます。

私は、東京都渋谷区の広尾で、私立小学校受験を目指す子どもたちを対象とした、実体験型の幼児教室を営んでいます。教室の保護者の皆さんも、お子さんの早期教育や習いごとについて悩みを抱えている方が多くいます。

育児には「これが正解」といえるものはありません。インターネットやＳＮＳに書かれた口コミなどの膨大な情報から、わが子に役立つ習いごとを選び出すのは気が遠くなるような作業です。

さらに昨今ではありとあらゆる習いごとが溢れ、昔のように「女の子はピアノかバレエ」「男の子は野球かサッカー」といった分かりやすい固定観念はあまり見られません。反対に、多様性の時代、グローバルといった言葉に惹かれて、いくつもの習いごとに手を出す親も多くなりました。

例えば英会話。脳科学的に1～3歳までに英語の発音に慣れさせるといいという説が出てきてからというもの、幼児を対象とした英会話教室がどんどん開講されています。近年ではついに「0歳から始める英会話」という講座も始まりました。

就職には理系が有利、という記事が出るとサイエンス教室に申し込みが殺到し、「小学生の頃からコードを書いていました」と有名人が語るとプログラミングスクールがいっぱいになります。天才、と呼ばれる人が現れればもちろん、野球教室も将棋教室も、満員御礼です。

　生まれてきた頃は「とにかく健康であればあとはなんでもいい！」と思っていたはずなのに、いつの間にかあれもこれもできてほしい、これもできなければと子どもにさまざまな期待を寄せます。幼少期からさまざまな習いごとをさせることで、少しでも将来の役に立てばという思いに嘘はなく、親の悩みは深まるばかりです。

幼少期は人間の土台をつくる大切な時期

しかし果たして幼少期にたくさんの習いごとをさせることが子どもにとって本当に良いことなのか、疑問が残ります。

幼少期はその人格形成にとって非常に重要な時期となります。子どもの脳は出生から5歳くらいまで顕著に発達し、初期の数年間は毎秒100万以上の新しい神経接続が形成されます。幼少期の過度な詰め込み教育は、このような子どもの自然な発達に悪影響を与える可能性があります。

「三つ子の魂、百まで」という言葉が示すとおり、この期間に経験したことは一生を通じて大きな影響を与えると、科学的にも明らかです。アメリカの心理学者エリク・エリクソンは、人生を8つのステージに分け、脳の発達にあわせて、それぞれの時期に達成すべき課題があると唱えました。

0歳から1歳半までの時期は「基本的信頼感」を育む時期です。親から愛情を十分に受けることで、他者や社会を信頼する力が養われるといわれています。

続く1歳半から3歳までは「自律性」を培う時期です。子どもは自分でできることが増え、自己主張も活発になります。親や周囲がその意思を尊重し、やり遂げる喜びを味わえるように見守ることで、自立心が育まれていきます。

そして3歳から6歳までは「積極性」がテーマになります。仲間と協力して遊んだり、ごっこ遊びで想像力を膨らませたり。多様な経験を通して、他者と協調しながら物事に取り組む姿勢を学んでいくのです。ちなみに好奇心が芽生え「なぜ?」「どうして?」といった質問が頻繁に出るようになる「なぜなぜ期」もこの時期です。面倒くさがらずに話を聞き「あなたはどう思う?」と逆に問いかけ、子どもが自分で考える習慣を身につけさせることが大切です。

幼児期に最適な「食育」

こうして並べてみると、幼児教育とは自尊心や自立心、創造性や社会性など、子どもの内面を耕すことが何より大切だと分かります。長い人生の土台をつくるためには、この時期ならではの体験や学びが不可欠なのです。

それにはいったいどのような教育が適しているのか。私が見つけた一つの答えが「食育」です。

食育とは、正しい食生活を通じて健康を促進することを目的とした教育のことです。2005年に日本で「食育基本法」が制定されたことで広まり、健康的な食事の重要性を学ぶことが強調され始めました。学校教育はもちろんのこと、地域社会でも食に関するさまざまなイベントやプログラムが展開され、日本国民全体に正しい食生活の普及と定着が進められてきました。

厚生労働省も幼少期、いわゆる小学校就学前の子どもへの食育に対して、特に重点をおいています。

① 健康な成長の基盤つくり

幼少期は身体的、精神的な成長が著しい時期であり、栄養バランスの取れた食事は健康な成長のための基盤となります。また、世界保健機関（ＷＨＯ）は肥満や糖尿病などの非伝染性疾患のリスクを減少させるために、子どもの食育を推進しています。

②食習慣の形成

幼少期に形成された食習慣は、大人になっても続く傾向にあり、その後の人生における食生活に大きな影響を与えます。子どもの食事は将来の健康への投資になります。

③食育による社会性の育成

ともに食事することで社会性やマナーを学ぶ機会となり、子どもたちの人間関係の形成に貢献します。家族や保育園、幼稚園などの集団での食事を通じて、協調性や礼儀を身につけさせることが重視されています。

④食に関する教育の促進

幼少期の子どもたちに対して、食の安全や地元の食材についての知識を提供し、食に対する関心や好奇心を育てる活動が推奨されています。また、食べ物の由来や栄養、健康的な食生活の重要性も学びます。

⑤家族との関係強化

家族での食事は親子の絆を深める機会となります。家庭での食事を通じて親子のコミュニケーションを促進し、ともに料理を楽しむことを推奨しています。

以上の観点から食育は、子どもの健康な体と心の発達、社会性の育成に欠かせないものと位置づけられています。

「食育」が幼少期の教育に適している理由

例えば世界のトップ同士の会談において、会食が含まれないことはまずありません。グローバルな環境で大事な話の結論を出す前に、食事をともにすることは多々あります。人と人が関わるうえで、相手が何を考えているのかを知り、自分がどんな人間なのかを伝えることができないと、お互いに心を開けません。会食はそれが自然にできる貴重な場所なのです。

こうした場では単にビジネスの話だけでなく、さまざまなことが話題になりますが、必ずといっていいほど話題になるのが食の話です。私も海外に留学していたとき、幾度となく「和食のことを教えて」と尋ねられました。

自分の国にはこんな食べ物があります、こんな食べ方をします、といった話は単なるエピソードトークではなく、相手の文化に触れることができる体験になります。お互いの食に共通点があるだけで話は続きます。例えば小麦粉で出来た麺があった場合、「日本にも小麦粉を使った素麺という細い麺がありますよ。夏の風物詩です」「どうして夏に？」「日本の夏は気温も湿度も高いので、茹で上がった麺を氷水で冷やしていただくと、のど越しがよくて絶品ですよ」といった具合です。

　正しい情報を相手に話すためには、自分が自国の食文化を知っていることが不可欠です。しかもただ知識として知っているのではなく、実際に見たり、触ったり、食べたり、調理した経験などが豊富であればあるほど、内容が豊かになり、相手への説得力が増します。日本には世界中から注目されている「和食」があります。Ｓｕｓｈｉ、Ｔｅｍｐｕｒａ、Ｓｕｋｉｙａｋｉといったメニューはもちろん、Ｔｏｆｕなどの食材やＭｉｓｏ、Ｗａｓａｂｉなどの調味料まで、日本名のままで通じてしまうほどの力があるため、比較的話しやすく、相手も心を開きやすいと思います。

私が出会った食育は、フランスで行われている幼児向けのメソッドでした。１９７０年代半ばにフランスの小学生を対象にして始まった味覚教育を源流としているメソッドで、現在はスウェーデン、フィンランドなどの北欧諸国やイギリス、スイス等でも普及している教育法になります。なかでも経済協力開発機構（ＯＥＣＤ）の２０２２年の教育総合ランキング1位であり教育先進国として名高いフィンランドでは、就学前の児童への教育カリキュラムとして国がその利用を推進しています。

日本では食育というと、まだまだなじみが薄く、単に栄養や食材の知識を学ぶものと勘違いされがちですが、このメソッドは食材に触れ、見て、味わうという五感での体験を重視したシンプルなものでした。私が幼児教育の軸として大切にしている五感磨きと重なる部分があり、幼児期に五感で体験することは世界共通で重要視されていると再認識したのです。

さらに五感磨きに加え、食事のマナーや土地柄や旬を大切にする食文化、伝統的な器に触れるなど日本文化を楽しみながら学ぶことのできるプログラムを作りました。

食を通しての幼児教育は非常に効果的です。なぜなら、食事は毎日、一日に少なくとも3回行われるものだからです。人間の基本は食べることです。生きることは食べることといってもよいでしょう。乳幼児の頃から子どもは食べるたびに日々、多くのことを学び、吸収します。人としての土台をつくっている時期だからこそ、子どもは確実に伸びていくのです。

［第2章］

食の知識　礼儀作法　日本文化の理解
一流の教養を身につけさせる「食育」

将来の成功に大きな影響を与える非認知能力＝人間力

子どもたちの成長過程においては、本来もつ才能を伸ばすことや、知能の発達を促すこと以外に精神的な発達を促すことも大切です。ＩＱ（知能指数）や偏差値のように数値で測定できる認知能力とは違って、学力テストでは測定できない目に見えない力のことは、非認知能力と分類します。これからの社会を生き抜くために必要な能力とされており、２０２０年度からの新学習指導要領にも非認知能力を育むカリキュラムが組み込まれるなど、日本の教育界でも積極的に採用されています。

具体的には主体性、好奇心、想像力、行動力、思考力、柔軟性、自制心、忍耐力、粘り強さ、社交性、協調性、共感力、レジリエンス（失敗から回復して立ち直る力）、やり抜く力、自信、自己肯定感などです。この能力を向上させるためには、遊びや運動などさまざまなアプローチがあります。従来、教育現場では知育・徳育・体育の「三育」が重視されていましたが、近年ではこれにもう一つ、食育を加えた「四育」という考え方が注目されています。文部科学省と農林水産省も、直接、四育という言葉こそ使わないものの、

「食育は、知育・徳育・体育とセットで重要」という立場をとっています。

私はこの非認知能力はイコール人間力に置き換えられると思っています。要素がほぼ同じ能力を示しているからです。食材に触れる、調理をする、出来上がった料理を楽しみながら食べる、これら一連の体験が、子どもたちの非認知能力すなわち人間力を向上させます。そしてマナーなどの教養を磨いて、一流の人間の素養を身につけるのです。

私がこれまで行ってきた幼児教室運営を通して、体感してきた代表的な例を、人間力の要素別に分けてみました。

⑴ 思考力と判断力（思考力）

料理をしていると、時々、予期しないことが起こります。大人にとってもそうですが、経験値の少ない子どもにとってはなおさら予測できないことの連続で、予定どおりに進まないことのほうが多いです。そんなときに、子どもたち自身がどうしたらいいか考えて試行錯誤することで、思考力が鍛えられます。私たち大人もレシピや手順を教えるのですが、大まかな指示をしたあとは子どもたちに任せています。例えば「おしょうゆ1杯とお砂糖1杯だよ。同じ大きさのスプーンで1回ずつ入れてね。あとは自分たちで味見をして、足りないと思うものを足してね」といった具合です。

その前に子どもたちが食材を入れているのですが、その量にばらつきがあることも多いため、そこから先は具体的な指示を出さず、自分たちで味を見ながら調整してもらいます。もうちょっと甘くしたほうがいいなら砂糖を入れ、全体的に味が薄いならもう一巡ずつ入れるなど、自分たちで味を決めていきます。よく分からないときは周りの大人にも食べてもらって、相談しながら味を決めることもあります。子どもたちがこれでいいと思ったら、それでＯＫです。子どもたちの裁量で味を決めることができるので、自分なりの尺度をもてるようになります。

また食事中の会話で「ちょっとしょっぱかったね」という話になることもあれば、「入れすぎたと思ったけど、案外ちょうど良かったね」となることもあり、成功が保証されていないのがむしろ面白いところです。

料理というのは、誰が作っても同じ味になるわけではなく、自分でやったことが目の前にある料理に反映されていく様子が分かるのも、子どもたちにとっては面白いポイントです。時々、まるで大人同士のように料理のことを話し合っている姿なども見られ、子どもたちが試行錯誤しながら成長している様子を垣間見ることができます。

(2) コミュニケーション能力と対人関係スキル（共感力、社交性、協調性）

私の教室では、いろいろな年齢の子が一緒に作業をします。年齢が違うのはもちろん、家族ではない人たちと一緒に料理を作ることによって、自分の考えがすべてではないことを子どもたちは身をもって学んでいきます。特に料理法、味付け、食べ方など食に関するものは家庭によって違いがあり、小さな頃から当たり前だと思っていたことが、ほかの人とは異なることがあります。自分と他人との違いを感じて協調性を磨く良い機会になります。

また、周りの子を見て我慢することや、年齢が上の子を見て真似してみようと思うこともあります。下の子は1、2歳上の子がやっているのを見て「すごいな」と思えば真似をしますし、上の子も下の子から見られていることが分かると、とても張り切ります。大人が何か言うよりも、子ども同士がお互いに刺激し合って、良い方向に作用していることのほうが多いといえます。

上の子は下の子に良いところを見せたいのでよく教えてくれるのですが、慣れてくると、声のかけ方が上手になってくることに驚きます。うまくできない子や下の子に対する教え方が適切で、分かりやすいのです。おそらく過去に自分がやってもらったことがあるからこそ、うまく教えてあげられるのだと思います。

教室ではよく農園に行って収穫や農作業を体験するのですが、その体験が子どもたちのコミュニケーション能力をぐんぐん伸ばしていると感じます。例えば、家族で経営しているトマト農家で収穫作業を見学した際、子どもたちが出荷作業の傍らでトマトの絵を描いていました。すると、農家さんが「このトマトはね……」というように、いろいろな話をしてくれたのです。トマトの大きさによって市場での値段が変わってくること、形は大きいのに安いトマトがあることなど、今まで知らなかったことを知ると、子どもたちも夢中になってたくさん質問をします。私たちが促す間もなく自然と子どもたちは自分から農家さんのそばに行き、その作業を興味深そうに見ながら一生懸命話しかけていました。

当然ながら、どこかで見ただけの知識と自分が体験した知識はまったく違います。農家さんにとっては当たり前のことでも、子どもたちも私たちも「へえ」と驚いてしまうことばかりです。そうした新鮮な感動が「知らない大人と話すのは恥ずかしい」なんて気持ちも吹き飛ばします。

そんな子どもたちとの触れ合いが嬉しかったのか、農家さんも子どもたちにいろいろな話をしてくれ、帰りにはたくさんのお土産をもらいました。

こうした様子を保護者の方にお伝えすると「えっ、うちの子がですか？」と驚かれることが多いのですが、実際に現場に行って自分で見て聞いた体験というのは、子どもたちの興味や好奇心を引き出します。このように、子ども時代には自分の体験を通じた知識をたくさん得ることが大事です。子どもが家以外の場で体験して知ったことを家でお父さんやお母さんに教えてあげて、「よく知っているね」と感心されたり、「教えてくれて嬉しいな」と感謝されたりする経験も、子どもにとっては大きな刺激になっています。

(3) 自己管理能力、忍耐力と回復力（自制心、忍耐力、粘り強さ）

幼児期の子どもというのは、人の話を聞いて理解するだけでも難しいものです。

以前、ある地方で食育イベントをしたとき、初めて料理する子どもたちと接したのですが、2時間程度を教室で過ごすこと自体が難しい子もいました。立っていられなくなって座り込んでしまう子や、大人が話をしている途中で手を出してしまう子もいます。「最初は見ていてね」と言って私が包丁で切る姿を見せるのですが、たいていの子はまだ説明が終わっていないうちから目の前の食材や包丁に手を出してしまいます。ですが、私たちの食育では大人が子どもと一緒にやるのではなく、説明をしたあとは子どもだけでやらせるため、最後までしっかり見てもらう必要があります。

そこで「説明を聞いたあとは自分でやるんだよ。だから、まずはしっかり見て話を聞いてね」と釘を刺しておくと、話を聞けない子も、待てない子も最後まで話を聞く習慣がついていきます。

家で子どもと一緒に料理をするときは、時間がない、手間がかかるなどの理由で途中から親が全部やってしまうことも多いと思いますが、私の食育教室ではひととおり説明したあと、大人は一切手を出しません。そのことも事前にしっかり強調しておくと、子どもたちは真剣に話を聞き、一生懸命に料理します。全部任せてもらえる、という喜びが生まれます。

もちろん、そうした力は小学校や幼稚園の入学試験でも役に立ちます。

試験で子どもたちに工作をさせることがあります。その際、作品がうまくできたかが評価のポイントの一つとなります。しかし、それよりも大事なのは、しっかり人の話が聞けるかどうかです。作品がうまくできなかったとしても、人の話を聞いて理解できているか、言われたとおりにやろうとしているか、真面目に取り組めているかどうかが評価の基準になります。

受験の時期を迎えるようになって、先生の話を最初のうちは聞いていても、途中から自分の手元にあるものを触って集中できない子は多いものです。やはり手を動かし始めてしまうと、そちらに意識がいって話を聞けなくなるので、私たちはまずは最後まで話を聞きましょうという指導をしています。

大きくなってからも、人の話を最後まで聞けない人はいます。「知っています」「分かっています」などと言ってよく理解しないままやり始めてしまうと、結局うまくいかなかったり、最初からやり直しになったりすることもあります。幼児期に自分をコントロールする力や注意力などを磨いておきたいものです。

子どもたちは、味や食感など自分の感じたことを自分の言葉で伝えようとします。そのため、料理を通じて自分の感覚を言葉で説明できるようになっていきます。ただし、この時期はイヤイヤ期真っ只中の子どももいます。私の食育教室に通っている子のなかにもイヤイヤ期の特徴が出ていた子がいて、最初は自分の苦手なものに対して「これイヤ、食べない」などとかたくなに言い張っていました。しかし、しばらく教室に通って皆で料理を作ったり、食材の話をしたり、周りの子を見たりしているうちに、とりあえず苦手なものも少し食べてみるようになりました。そのうえで「今日はここまで食べるけど、これ以上はもういらない」などと言えるようになっていきました。

本来、自分の思いを主張できるのは素晴らしいことですが、単に「嫌いだから食べない」と言い張るのではなく、まずは一口食べてみたうえでそれが自分の口に合うかどうかを決められるようになったのです。一緒に料理を作ったお友達や勧めてくれる相手の気持ちを思いやりながら、自分の意思を上手に表現することができるようになりました。2歳の子どもでも、こうした主張ができるようになるのです。

その子の言葉を聞いた私たちも「分かった。よく伝えてくれたね」と褒めてあげ、それ以上、無理に食べさせることはしません。子どもの主張を真っ向から否定すれば、子どものほうも引けなくなり、いっそう頑固に言い張るようになります。自分の思いを主張して、それが大人に認められたという体験は、その子にとってのちに活きてくるのではないかと考えています。自分の自由な意見を主張しても否定されずに受け入れられるという経験は、今後も何かを選択するときの力になるはずです。

⑷ 創造性とイノベーション（想像力、行動力）

子どもたちの夢中になる力は素晴らしいものがあり、ぜひ伸ばしてあげたいと思いますが、その子が何に興味をもつのかは分かりません。しかし、料理というのは違うものを作っていても同じような作業が出てきますし、同じ食材が何回も出てくることもあります。そのように何度も同じようなことをしているうちに、子どもたちが面白さに目覚めることがあります。

ある2歳の男の子は、うちわであおぐ作業が大好きです。何かを冷ますときには、必ずうちわ係になって、嬉しそうにあおいでいます。錦糸玉子を作った日はお兄さんやお姉さんたちが薄焼き玉子を取り出そうとした瞬間に、さっとうちわを出して持ってきました。すでに工程が分かっているので、玉子を冷ますのは自分の役目とばかりにスタンバイしているのです。すごく張り切っている様子が伝わってきて、周りの子もニコニコと笑顔で見守っていました。魚が大好きな5歳のある男の子は、魚についての知識に詳しいだけでなく、魚をさばくのも大の得意です。

このように、料理というのは同じ工程を何度も繰り返すことで、「あ、前にもやったこ

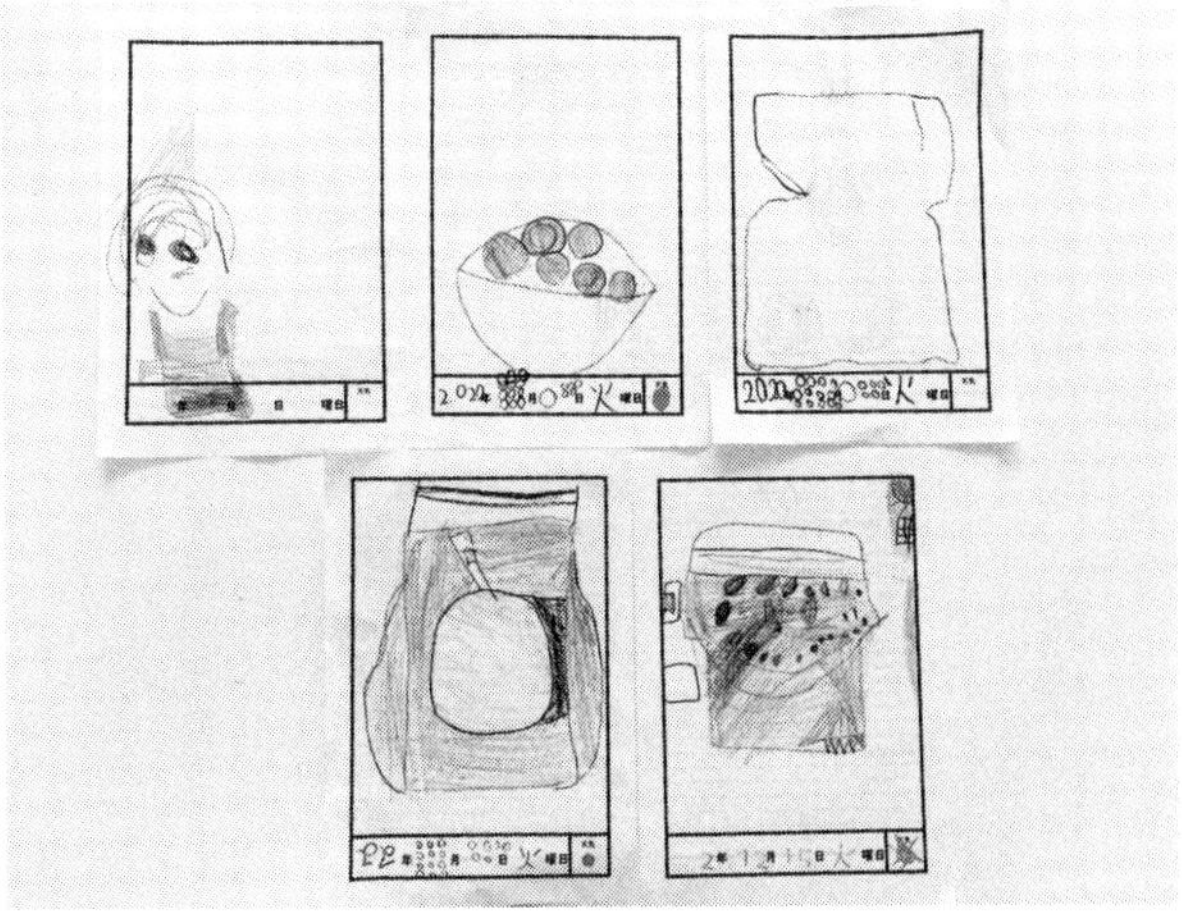

子どもたちの描いた味噌仕込みの絵

とがあるけど、これ楽しかったな」と振り返る場面が出てきて、自分の「好き」や「得意」を見つけやすくなるのです。

また、私の教室ではアウトプットも大事にしていて、必ず教室の最後に食材の絵を描く時間を設けています。その際は、食材をよく見て描くように言っています。なぜなら、4、5歳頃になると、にんじんを描くときに逆向きの三角形を描いて横に皺《しわ》を入れて、上にチョンチョンチョンと葉っぱを描いて、はい出来上がり、という子が必ずいるからです。よく目にする定番のイラストが頭に焼き付いているのか、本物が目の前にあっても、見ているようで見ていないことが多いのです。

ぶどうもT字の枝を描いて、その下に紫色の玉を逆三角形に並べて終わり、という子もよくいます。しかし、実際のぶどうはそうではありませんから、目の前のぶどうをじっくり見て描いてもらいます。

すると、子どもたちが描く絵が大きく変わっていきます。少なくともありきたりな絵ではなくなるので、子どもたちは難しいと言いながらも、よく見て描いている分、それぞれに個性的で面白い絵を描くようになります。写真の味噌の絵からも、描いた本人の個性が表れていることが分かるかと思います。

やはり、子どもが自分で感じたことを描くことで、表現力も磨かれるのです。字が書けるようになると絵から離れてしまう子が多いですが、その前に「この年代ならでは」の表現力を伸ばすことが大事です。

(5) 学習意欲と成長志向（主体性、行動力、レジリエンス）

時々、イヤイヤ期の子が「今日はやりたくない」ということがあります。そういうときも、私たちは無理強いすることはしません。やはり大人が押しつけるのではなく、子ども自身が楽しいと思うことを自分からしてほしいと思っているからです。子どもの「これを切ってみたい」「ハンバーグを作りたい」「お母さんにも食べさせてあげたい」といった思いが、原動力になるのです。

料理の場合は、無理やり子どもにやらせると危険なこともあります。「言われたから渋々やる」という状態では、注意力や集中力も散漫になって危険度が増してしまうからです。

子どもの気持ちが乗らないときは無理強いせず、安全確認をしつつ見守ったり、別の作業を勧めたりします。回数を重ねてくると、私たちのほうも子どもの好きなことが分かってくるので、その子の様子を見ながら得意な作業や好きな作業を見極めて声をかけています。

さらに「大人が言ったことを、そのままやらせる」ことはしないよう意識しています。例えば調味料などの置き場所は教えてありますが、大人がその日使う調味料を事前に出しておいたり量っておいたりすることはしません。

一般的な食育教室では、材料をひとまとめにしたキットなどを用意して、食材も調味料もすべて先にそろえてあるところが多いのですが、私の教室では子どもたちで調味料なども用意してもらいます。自分で必要なものを考えて棚の中や冷蔵庫などから出して用意し、終わったら自分たちで元の場所に片付けるという作業を大事にしています。

大人が先回りして用意していたら、子どもの主体性は伸びません。「今日は○○を作るよ」と言ってひととおりレシピを教えたら、子どもたちが自分たちで調味料を取りに行きます。それを繰り返しているうちに、やることすべてに大人のお伺いをたてなくても、自分たちで動けるようになっていきます。料理をすることで自然と主体性や能動性が身についていくのです。ですから、食育の時間は、ぼーっとしている暇なんてありません。とにかく教室にいる間は「自分で考える」「自分で行動する」の繰り返しです。そんなふうに、ここは子どもたちが自分の意思で自由に動ける空間にしたいと考えているのです。

また、私の教室では、子どもが「やり遂げる」ことも意識しています。なかには、どうしても集中力が続かなくて「こんな感じでいっか。おしまい！」と自分で勝手に決めて、途中でやめてしまう子もいます。でも、きゅうりを輪切りにするなら「一本全部お願いね」と任せます。いったん始めたことを最後まで責任をもって仕上げるよう、根気よく伝えます。

先日は、子どもたちに玉ねぎのみじん切りに挑戦してもらったのですが、やはり途中で目が痛くなってしまいました。でも、そこでやめるのではなく、いったん目を洗って再びスタートします。だいぶ粗めのみじん切りになりましたが、つくねの団子に入れたら、むしろ玉ねぎの食感がよく、シャキシャキしていて美味しくなりました。子どもたちも、「玉ねぎがゴロゴロしていて美味しいね」と大満足でした。

どの工程でも子どもたちが主役で進めていますが、料理を作る際には失敗もあります。ただ、料理の場合は残ったものを再利用することや、やり直すことができます。それが分かれば、子どもたちも必要以上に失敗を怖がらなくてもいいということが分かってきます。

先日も、卵の黄身と白身を分けようとして子どもたちが苦戦していました。卵を割った時点で、すでに黄身が崩れてしまうと分けられませんから、そういう場合はもう一個、卵を割ってもらいます。やはり卵の個数に余裕がないと失敗させられないので、こちらも多めに用意しています。

また、失敗したからといってそれを捨ててしまえば、子どもは「卵を無駄にしてしまった」という気持ちになってしまいます。しかし、割れてしまってその料理には使えなくても汁物に入れることはできますし、玉子焼きにも使えます。とにかくほかのものに使えるという話をして、うまくいかなくても、とらえ方を変えれば次の成功につながるということを伝えています。

失敗も考えようによっては成功につながることを、料理で体感してほしいのです。こちらも教室では子どもたちが焦らなくてもいいように、時間的にも余裕をもったスケジュールにしています。子どもが料理する場合、大人と比べて、どうしても時間がかかりますから、料理の時間は2時間以上しっかり取り、余裕のある時間配分を考えています。

子どもたちは自分たちで料理を作り、それを食べることで、毎回のように達成感を得て成功体験を重ねています。以前、ある地方で食育イベントをしたときには子どもが作った料理を親子で一緒に食べてもらったのですが、子どもたちは皆「私はここをやったの！」「このみじん切りも私が切ったんだよ！」などと興奮気味に話していました。保護者たちも「え？　あなたがこれをやったの？」と本当にびっくりした顔をしています。子どもが作ったものをとりあえず褒めるという感じではなくて、心の底から感心している様子がよく伝わってきました。こうした体験の積み重ねから、「自分にもできる」という自己肯定感や自信が生まれ、それが次の挑戦につながっていくのです。

私たちの教室の子どもたちも、最初の頃はたいてい自信なさげに「自分にはできない」と言うのですが、料理ができるようになってくると、まず「できない」とは言わなくなります。それより「やったらできるかもしれない」とか「まずはやってみよう」という姿勢に変わっていきます。子どもたちに静かな自信が積み重なっていくのです。

ただ、周りが必要以上に「すごいね」「偉いね」などと褒めすぎるのも、子どもにとってはプレッシャーになってしまうことがあります。過剰に褒められているうちに、常に

「できる自分でいなければならない」と思い込んで自分を追い詰めてしまうこともありますから、教室ではあまり大げさに褒めないようにしています。子どもにとって理想的なのは、プレッシャーのない中で自分からいろいろな物事に挑戦していける状態です。他人の期待に沿ってやるのではなく、単に自分がやりたいからやっているという姿勢が大切です。自分なりに目標をもつからこそ気負いなく挑戦していくことができますし、失敗しても諦めずに挑戦することができるのです。

さらに、子どもが自信をもてないときに周りの大人が根拠なく、安易に「大丈夫」と言うのは考えものです。簡単に大丈夫と言われても、本人が「できる」と思えなければ挑戦する気持ちは湧いてきません。大人でさえ初めてのことに挑戦するときは不安になることがあります。経験の少ない子どもならなおさらですから、子どもの不安な気持ちに寄り添ってあげます。「初めてだから、難しいって思っちゃうよね。でもここは発表会じゃないから、うまくできなくてもいいんだよ」と声をかけて、その子ができるまでじっくり付き合います。そうやって見守りながら、本人のなかに「やればできるかな」「やってみよう」という感覚が生まれてくるのを待つことが大事です。

こうして事例を並べてみましたが、私のメソッドを通じて子どもたちがどのような体験を通して人間力を高めていっているのか、分かっていただけると思います。ある時は寄り添って、ある時は少し距離をおいて、子どもたちにとって安全でありながら、枠にはめるようなことはしない、自由なプログラムを提供しています。

どんな習いごとより他人に見られることの多い食事のマナー

食習慣や食事マナーというのは、ほかのどんな習いごとより、生涯を通して披露する可能性が高いものといえます。食事の場では適切なマナーが求められることもありますから、どんなビジネスパーソンであろうと、また容姿端麗な人であろうと、食事のマナーが悪かったり食べ方が汚かったりすると、周囲からがっかりされてしまうはずです。

ただし、食事は楽しくできるのがいちばんですから、あまり堅苦しく大げさに考えず、最低限の心がけとして一緒に食べる人たちを不快にしないことや自分が恥をかかないことを心がけたいものです。

私たちの教室では、子どもが食事しながら肘をついたり、お茶碗を持たずに顔を近づけて犬食いをしていたりすれば、すぐにそれは行儀の悪い食べ方だと伝えています。マナーというのは、本来は食事をしやすくするためのものですから、それを分かりやすく伝えてあげると子どももすぐに理解してくれます。

例えば、右利きの子の場合は食事中に左手が下にあることが多いですが、「その左手でお皿を押さえたら食べやすいよ」と教えてあげれば、子どももすんなり理解できます。ずっと下を向いて食べている子には「前に座っている人はあなたの頭だけ見えていて、お顔が見えなくて寂しいね」と話したり、口の中に食べ物が入っているのに大きな口を開けていたら「口の中の食べ物が見えちゃうと、前で食事をしている人の気分が良くないよね」という話をしたりすると、子どもたちは分かってくれて次から直そうとします。

このように、子どもたちは食事をしながら周りの人と一緒に楽しく食べるためにはどうすればいいかを学んでいるのです。

また、今はお母さんが先に全部取ってしまうために、自分で魚の骨を取れない子も増えています。なかには、箸ではなく手で骨を取ろうとする子もいますが、大人になってから人前でそんなことをしたら、やはり食事マナーがなっていないと思われてしまいます。

年長になっているのに、バナナの皮をむいたことがないという子もいました。「バナナ食べたことあるでしょう?」と聞くと、それまで輪切りになっているものしか食べたことがなく、バナナを丸ごと1本渡されたのが初めてだったため、どうしたらいいか分からなかったそうです。

食習慣一つとってもいろいろな家庭があるものだと思いますが、マナーを知らないまま大人になってしまうと、誰かに注意してもらうこともなく、ただ「行儀の悪い人だな」「マナーがなっていない人だ」と思われてしまいます。また、知らず知らずのうちに身についた習慣はなかなか直らないので、やはりある程度の食事マナーは子どものうちに身につけておいたほうがいいと思います。

例えば、子どもの頃からくちゃくちゃと音を立てて食べるのが癖になっている人がいますが、欧米などでは音を出して食べるのはマナーがないと思われますし、日本でも好意的には見られません。周りは嫌な思いをしているのに、本人だけが気づいていないこともあります。

これは背筋をまっすぐ伸ばし、食事に集中してゆっくり噛んで食べることで自然に直ることもあります。大事なことは自分の食べ方や食習慣を見直してみることです。

いずれにしても、品位や知性というのは一朝一夕で身につくものではありません。しかし子どもには順応性があるので、どんなに小さな子でも早めに教えてあげることで自然にできるようになっていきます。

大事なのは、子どもがすぐにできなくても、繰り返し教えてあげることです。私の教室でもほかの子が注意されたり、褒められたりしているのを何度も見ているうちに正しいマナーが身についていきます。

子どもというのはほかの子のこともしっかり見ていて、姿勢が良くて褒められている子がいると自分も姿勢を良くしてみたり、箸の使い方を褒められている子がいれば自分もちゃんと使えることを一生懸命アピールしてみたりします。あるいは、ほかの子のお行儀が悪いところを見たら、自分はしないように気をつけます。
まさに「人の振り見て我が振り直せ」ですが、何度も同じ経験を繰り返すことによって、自然と食事のマナーが身についていくのです。

欧米では学校でも食育を学ぶ

食育は欧米でも盛んに行われています。特にヨーロッパでは、ファストフードが急速に市場を伸ばして子どもたちの食の乱れが指摘され始めた１９８０年代から、子どもたちの食を守ろうという動きが盛んになりました。

フランスでは一流のシェフたちが学校にやってきて、「ルソン・ド・グー」という味覚の授業を行ったり、料理コンクールが開かれたりしています。味覚の授業では、味の違いを学ばせ、食べ物の扱い方や食べ物を無駄にしない食べ方などを教えています。

イタリアでもフランスと同様に一流シェフが学校に来て、生徒と一緒に料理をし、試食をして、子どもたちの味覚を育てようという試みが行われています。

アメリカでも、１日に５皿分（３５０ｇ）以上の野菜と２００ｇの果物を食べようという「ファイブ・ア・デイ運動」が行われています。また、子どもたち自身が校庭で野菜を栽培し、調理して食べるという「食べられる校庭（エディブル・スクールヤード）」の活動も有名です。

こうした活動を通じて、子どもたちのなかに食べ物を作ってくれる人たちへの感謝の気持ちが育まれ、野菜も好きになる子どもが多くいます。この運動のおかげで、今ではアメリカの野菜の摂取量は日本を上回っています。

このように欧米では学校や自治体による公的な取り組みが盛んですが、それだけではなく健全な食生活を教養の一つととらえて子どもに食育を教えている人が多いと感じています。健康な体があってこそ学業やビジネスに集中できますし、豊かな感性や人間性があってこそ人生を楽しめるからです。

特に子どもをもつ親は、栄養や安全性をよく考えたうえで子どもに食事を与えるのが当然であり、子ども自身が将来、適切な食事を選択できる力をつけさせるのも親の責務だという人もいます。

バラク・オバマ元大統領夫人のミシェル・オバマさんがファーストレディー時代にアメリカの肥満率を改善しようとして給食改善プログラムや食育活動に力を入れていたのは有名な話ですが、常に健康な体を維持するよう高い意識をもち続けてきたという彼女が食育に注目するのもよく分かります。自分や子どもの人生を有意義なものにするために、健康な食生活は人生の基本であり、けっして欠かせないものなのです。

食を大事にする欧米の家族

欧米では夕食は家族そろって一緒に食事をする以外にも、いかに家族で食事の時間を楽しみながら美味しく食べるかを重視しています。以前、知人のシェフに聞いた話ですが、そのシェフがイタリアで料理修業をしていた際、やらなければいけないことが多くて大変だったため、ランチの時間にさっと食事を済ませて一人で頑張って料理の下ごしらえをしていたそうです。仕事で大変なときには食事はさっさと済ませてしまうというのは日本では当たり前の光景ですが、修業先のシェフからは褒められるどころか、「もっと食事を楽しまないとダメだ」と雷が落ちたそうです。

滞在先の家でも、イタリア語があまり話せなかったため、その家の家族たちが楽しそうに話しているなかで一人黙々と食べていたら、最終日に家族から怒られてしまったといいます。「あなたはなぜそんなふうに食べるの。食べ物に対しても失礼だし、一緒に食べている人もいい気分がしないからやめなさい」と。

さすが美食の国という感じですが、先日、私がスイスの友人の家に遊びに行ったときも、同じような光景が見られました。その日はちょうど知り合いのフランス人家族も遊びに来ていて、大人や子どもが大勢で食事をしており、大人が会話していても子どもにも意見を聞くなど、その場にいる全員が会話を楽しんでいます。しばらくして、子どもが何かを調べようとしてスマホを取り出すと、フランス人のお父さんは「食事中だからダメだ」と言ってすぐにスマホを取り上げてしまいました。食事の時間にスマホを見るのは、どんな理由があったとしても許さないという断固とした態度です。

もちろん、どの国でもそれぞれの家庭によると思いますが、効率化が重視されている日本に比べて、家族での食事を大事にする傾向は欧米社会のほうが強いと思います。彼らにとって食事の場は社交の場やコミュニケーションの場でもあるのです。

楽しい食の思い出は子どもの財産になる

一方、近年の日本では「孤食」が社会問題化しています。特に子どもの孤食は、心身の発達に影響があるといわれています。例えば、子どもが自分の好きなものばかり食べてしまうことで栄養が偏って体の成長に影響する可能性があること、家族とのコミュニケーションが取れずに社会性や協調性が育まれにくくなること、あるいは子どもが寂しさを感じて情緒が不安定になるなど、さまざまな弊害が指摘されています。

保護者のなかには「子どものためにバランスのいい料理を作らなければいけない」と気負い込んで毎日たくさんの品数を作るものの、作ることで精いっぱいになってしまい、子どもに一人で食べさせて自分はあとから少しだけ食べるという人もいます。

また核家族化が進んで、共働きの家庭も増えています。親は仕事、子どもは塾などで忙しいため、それぞれが食べられるときに食べるスタイルを取るなどして「効率良くお腹を満たすこと」が優先されるようになっている事情もあると思います。

もちろん家庭ごとの方針がありますから、こうしなければいけないということはありませんが、子どもが小さい頃にはやはり誰かと一緒に食べる時間が必要です。子どもが一人で食事をするとなると、つまらない、寂しいといった感情を抱いてしまうこともありますし、テレビや動画を見ながら食べていたら、味や香りに意識を向けることもなくなり、五感も育ちにくくなります。

また子どもの頃から一人で食事をとる習慣がつくと、人と会話をする機会が減ってしまいます。間違った食べ方をしていても注意してくれる人がいなければ、食事のマナーを知ることができないまま大人になってしまう可能性もあります。

食事というのは、単にお腹を満たすことや栄養を体に入れることだけが目的ではありません。誰かと一緒に食卓を囲むことで子どもは食の楽しさを感じることができますし、これから先の人生において、子ども時代に誰と何を食べてどんな話をしたかという思い出は食べ物の味や香りとともに豊かな経験として残ります。食事のときにした会話の内容や風景など、食にまつわるさまざまな思い出がその人の財産になり、周囲の人とのコミュニケーションや社会性も培われていくはずです。

とはいえ親が忙しいこともありますから、そういうときには無理をしないで惣菜を買ってきてもいいし、品数を減らして簡単に済ませてもいいし、せめて朝ご飯だけは一緒に食べるとか、週末は家族皆で食卓を囲むということでもいいと思います。ただ子どもが小さいうちこそ、なるべく楽しく美味しいものを食べる幸せを教えてあげてほしいと思っています。

特に幼児期の子どもにはしっかり食べさせることも大事かもしれませんが、私は楽しく食事をすることを重視したほうがいいと思っています。

もちろんバランスの良い食事が健康な体をつくるので、栄養バランスにこだわった料理を作るのは素晴らしいことです。それが無理なくできるならいいのですが、それによって親が大変な思いをしたり、「こんなに一生懸命作ってあげているのに、なんで食べないの?」とイライラした気持ちになっていたりしたら、子どもは食事を楽しむことができません。たとえご飯とお味噌汁と佃煮だけの食事であっても、皆で楽しみながら食べるほうが子どもの情緒には良いはずです。

最近は孤食までいかなくても、スマホやゲームを見ながら食事をする子どもも増えています。レストランなどでも家族で来ているのにそれぞれがスマホやゲームをしながら料理を待ち、料理が来たらさっさと食べて、またスマホやゲームに没頭するという光景もよく見られます。

せっかく家族で来ていても、それでは食事やコミュニケーションを楽しむことはできません。スマホやゲームが当たり前になっている時代だからこそ、子どもの頃に食事をする楽しみを教えてあげてほしいと思っています。

人間の土台をつくる食体験

親は子どもの幼児期に、人間の土台となる体と心をつくってあげることが何より重要です。

以前、ある保護者の方からこんなことを言われたことがあります。「食事って毎日、しかも生涯取るものだから、この時期に食を教えることは、子どもの人格形成にも必ずいい影響があると思ったんです」

実際にそのとおりだと思います。小さいうちから食べ物のことを知っておくと、子どもには食べる意欲が湧いてきます。

さらに、自分が口にするものは農家さんが一生懸命に育てた野菜だということが分かると、子どもたちのなかに食べ物に対する感謝の気持ちが育まれます。魚も肉も命のあるものであり、自分が食べるものが自然の恵みによって成り立っていることが分かると、食材を大事にしようという気持ちが身についていきます。食育にはこうした人間性を育む側面もあると考えています。

また、食事を通して「いただきます」「ごちそうさま」などの食事のあいさつやマナーを覚えていきます。

小学校受験で問われるのは人間の土台

保護者のなかには子どもの小学校受験を目指している人も多いと思いますが、試験問題では食の知識が問われることもあります。もちろん受験に料理の課題が出るわけではありませんが、食に関することは幼児の生活から切り離せないため試験にも出やすいのです。例えば土の中で育つ野菜を選ぶ問題や、秋によく食べる果物を選ぶ問題など、子どもにとっては身近な野菜や果物は、入試問題でも頻繁に出題されるジャンルの一つです。しかし小学校受験では知識そのものよりも、それまでにその子がどんな環境で育ってきたのか、そしてどれほど伸びしろがあるかが問われます。

小学校受験というのは中学校以降の入学試験とは違って、テストで明確に点数がつくものではありません。図形問題や文章を読んで答えを選ぶプリント問題もありますが、そのほかに面接や絵画制作や運動テスト、行動観察テストなどで子どもの行動を観察する学校がほとんどです。ボール遊びやゲームをしながら、集団のなかでその子がどう行動するかを見ているのです。そこで問われるのは、年齢相応に人の話がきちんと聞けるか、ルールを守れるか、自分から積極的に取り組めるか、協調性があるか、自分が思ったことを伝えられるか、そして自分のやりたいことを自分の体を使って表現できるか、といったことなどです。

つまり、人間としての土台がしっかりしているかどうかが見られているのです。小学校の先生たちも、子どもがこれからの学校生活を円滑に過ごせるかどうかを重視していますから、もうすっかりバネが伸びきってしまった子よりも、多少足りないところはあったとしても、これから伸びそうな子、伸びしろのある子を求める傾向があります。

私たちが食育教室とは別に開いている幼児教室では、小学校受験や幼稚園受験の合格も目的の一つにしています。しかし、ただ合格すればいいという考えではありません。

学校に合格して終わりではなく、その子たちはそこがスタートになるのです。その先の学校でも、子どもたちが自らの意志で未来を切り拓いていけるような人間力を身につけることを目標にして、さまざまなことに挑戦しています。

一般的に、受験業界の傾向としては過去問対策になりがちです。情報化社会の現代では、ネットやＳＮＳで検索すれば、いろいろな学校の過去問や対策方法も出てきます。

その情報を細かく分析して点数化するような手法をとる受験コンサルタントや塾が増えていますから、そちらに傾きがちな保護者もいます。わが子の点数が明確に出てきて、「ここができていて、ここができていない」というポイントが分かりやすいほうが、受験対策をするには楽だと感じるのかもしれません。

ただし、そうなると子どもたちは「正解を求めた動き」だけをするようになっていきます。こちらから見ていると少々ぎこちないというか、子どもらしくないと感じてしまうこともあります。もっとその子のいいところを伸ばしてあげたほうがいいのに、と残念に思うことも、正直あります。また、入学試験に必要のないことは一切やらせず、受かるためのテクニックばかりに目がいってしまう保護者もいます。

しかし、子どもたちがこの先、幸せな人生を生きていくために必要なのは、豊かな人間力であり、小学校受験でも重視され、評価のポイントとなるのは、子どもに人間としての土台がしっかりできているかという点であることを忘れてはなりません。

食育が小学校受験にも良い理由

こうしたなかで、子どもとしての自然な姿やその子らしさを大事にしながら無事に合格を目指すためにも食育は有効な方法です。

例えば面接試験でよく聞かれるのが、「お母さまが作ってくださるもので、どんな料理が好きですか?」と「お手伝いはどんなことをしていますか」の二つの質問です。小学校の先生としては、その子の普段の姿や親の関わり方を知りたいということもありますが、小学校からは給食がありますから、きちんと食事できるかどうかは先生としてはチェックしておきたいポイントです。

面接の対策として、出されそうな質問をあらかじめ想定し、子どもに答えを覚えさせて答える訓練を繰り返し行っている家庭もあります。普通は、人から質問されたときには少し考えてから答えるものですが、きっちり訓練してきた子はまるで録音したものを再生するようにすらすらと答えるので、どうしても不自然さは否めません。

しかし普段から食に関わっていたり、自分で料理をしていたりすれば、子どもは自分の言葉で自然に答えることができます。面接では緊張してしまうかもしれませんが、自分がいつもやっていることを答えればいいだけなので、安心して答えることができるのです。

そして、食育の教室に通っている子は願書にも普段から料理を作っていることを書くことが多いため、面接でもその点を聞かれることがあります。例えば、食育の教室で料理が大好きになって自分でご飯を作っている子がいて、面接試験ではそのことを聞かれたため堂々と話したそうです。

面接官：へえ、お料理が好きなの。どんな料理を作るの？
子ども：昨日はオムライスを作ったよ。
面接官：オムライス？　すごいね。お母さんと一緒に作ったの？
子ども：違うよ。全部ぼくが作ったんだよ。最初はお肉を切って……。

こんな短いやり取りでも、子どもの言葉は実体験によるものなので説得力がありますし、その子は自分が作りたいと思って作っていますから、いきいきとその体験を語ることができるのです。たくさんの子どもに関わってきた先生たちには、その子の話す様子からその子が自分から興味をもって自発的に料理をしていることは分かるはずです。

没頭する経験がパフォーマンスを上げる

子どもにもよりますが、一般的に5歳程度の子どもがテスト対策の勉強や面接訓練をするのは、それほど楽しいことではないはずです。しかし食育に関していうと、子どもたちは勉強だとは思っていません。むしろ息抜きになっていて楽しんでいます。

幼児期に大切なのは、子どもが楽しいと感じて没頭する経験をたくさんつくることです。楽しいと思えれば、子どもは少し難しくても果敢に挑戦しようとします。

私は大学時代、スポーツ心理学の専門家・辻 秀一先生についてメンタルトレーニングを学びました。スポーツ心理学では無我夢中で楽しい精神状態を「フロー」と呼んでいます。このフローは「ゾーンに入る」と言うこともありますが、ある物事に対して時間を忘れるほど集中して、最高のパフォーマンスを発揮できる状態です。心がこの状態にあると、創造性や課題解決能力、集中力などの人間本来の機能が上がるといいます。

その反対の「ノンフロー」は、ほかのことに心がとらわれていて不機嫌な状態です。心の状態がノンフローだと能力を十分発揮できません。何かに取り組んでいたとしても、「やっているふり」をしているだけでパフォーマンスが上がることはなく、結果も出にくくなります。このノンフロー状態が続くと、ストレスもたまってしまいます。

当然、子どもも同じで、フロー状態に入ることによって子どもの創造性や集中力が伸びていきます。

実際に私の教室でも普段は騒がしくしていた子が野菜を切ることに没頭して、非常に丁寧に作業しているといった姿もよく見られます。料理には「切る」「焼く」のほかにも「煮る」「練る」「こねる」「ちぎる」「盛り付ける」などいろいろな工程がありますから、何かしらの作業にはまって、まさに「その道のプロ」というくらい、没頭して作業していたりします。何がその子の興味を引くのか分かりませんが、これは面白いと思ったことに対する子どもたちの熱意や集中力は目を見張るものがあります。

普段は騒いでいる子もその作業をすることで精神的に落ち着くのかもしれませんが、私たちも子どもが何かに集中して作業しているときは、なるべく邪魔をせずに見守るようにしています。また、子どもたちが楽しめるもの、熱中できるものを提供できるように、日頃から子どもたちの様子をよく観察しています。

そして、一度「楽しい」と感じて没頭した子は、その次にはこれをしたい、あれもしたいと自分から積極性を見せるようになります。子どものなかに挑戦する気持ちが芽生えていくのです。

子どもが小さな時期に大事なことは、何かが習得できるかどうかよりも子どもが心から楽しめる体験や没頭できる体験を積むことです。一般的な幼児教室や習いごとであれば、「○○を覚えなきゃいけない」「○○できるようにならなければいけない」などと何かしら習得しなければいけないことがありますが、食育の教室にはありません。子どもたちは、いろいろなことを体験し、味わって、楽しむだけです。

それを象徴的に表しているのが、親が教室に子どもを送り出すときの言葉です。一般的な習いごとでは「頑張ってね」と声をかけて子どもを送り出す親が多いと思いますが、私の教室で親がよく子どもにかける言葉は「楽しんでね」です。嬉しいことに親も子も食育の時間を楽しみにしていて、お互いにニコニコしながら教室にやってくるのです。

幼児に必要なのは、興味や関心を伸ばす教育

私は教室で「五感磨き」と称した遠足やキャンプを開催しています。田植えや稲刈り、

たけのこ掘り、いも掘り、大根掘り、お茶摘みなど、教室のお友達と一緒に自然のなかで五感を磨き、農作業などをする実体験型のプログラムです。数日間、都会の親元を離れて、その季節ごとの自然を楽しみながら生活するキャンプもたびたび行っています。

私自身が料理することも食べることも大好きなので、そうした遠足やキャンプでは子どもたちとも一緒に食事を作ります。すると、そのときの様子を写真で見た保護者から、毎回のように驚きの声が多数寄せられるようになったのです。

「この子のこんないい顔、うちでは見たことない！」

「家に帰ってからも、いろんなことを自分からやってくれるようになったんですよ」

ほとんどの保護者から、そんな驚きの言葉を頻繁にかけてもらうようになりました。実際、料理をする子どもたちを見ていると、主体性や積極性、協調性を大いに発揮していることがよく分かります。

私の食育教室では、大人たちが子どもたちにつきっきりで食材のことや調理、食事のマナーなどを教えていくようなものではありません。子どもたちの主体性を信じ、子どもたちが自ら行動や体験を重ねることで食文化や食の知識、マナーを学ぶのはもちろん、思考力や判断力など人間として必要な能力を伸ばしていくものです。

教室では、手元もおぼつかない2歳児から一人で包丁を使い、かつお節や昆布から出汁をとり、畑に出て野菜の収穫をするなど、料理の技術を学ぶことが中心の料理教室と違い、総合的な「食」を学び体験することで子どもたちの情緒や能力を伸ばす人間形成に努めています。

私の食育教室に通い始めた子どもたちが実際にどう変わったかを保護者の方に聞いてみると、家でも家族が驚くほどよく食べるようになったり、片付けをするようになったり、生活のなかのいろいろなことに興味をもつようになったり、料理のお手伝いをするようになったりと、大きな変化の見られた子が多数いたことが分かりました。

また、家ではそれほど大きな変化はないものの、教室でやったことを子どもが楽しそうに話したり、教室での子どもの様子を先生から聞いたり、料理中の写真を見たりして多くの保護者がわが子の変化を感じています。今までずっと嫌がっていた野菜を食べたとか、苦手な魚料理を楽しそうに作ってくれたなど、家では見られない子どもの一面を発見できるのも、食育教室ならではの効果です。

なかでも特に大きな変化が現れるのが、子どもたちの主体性です。子どもはやらされているという受け身の状態ではなく、自分から「これをやってみたい」「次はこれを作りたい」という気持ちがどんどん表に出てきます。今日はきゅうりを一本切れたから、次は玉ねぎを切ってみたいとか、今日は卵が上手く割れたから、次は玉子焼きを焼いてみたいというように、その子なりの次のステップへのチャレンジを楽しめるようになっていくのです。

私たちは、教室で子どもたちに「これをしなさい」と押しつけることはありません。子どもの様子を見ながら、その子がやれること、やりたいことに挑戦してもらいます。もちろん危険なことやしてはいけないことはきちんと伝えますが、「これはダメ」「これをしないとダメ」と子どもを一方的に押さえつけることはありません。

なぜなら、幼児期に最も大切なことは子どもの興味や関心を伸ばし、好奇心の芽を育てることだからです。この時期の子どもは、最初は嫌がっていても何度も同じことを繰り返しているうちに興味が湧いてきたり、できることが増えていって、もっとやりたくなったりします。

時間がかかっても、そうしたことに周りの大人が余裕をもって付き合ってあげることで、子どもの好奇心の芽はぐんぐん育っていくのです。

幼児期に母子分離が必要な理由

子どもと接していて大事なことは、何かをさせたいと思っても、大人の都合で子どもに言うことを聞かせようとしないことです。それを無理強いすれば、子どもは反発します。それよりも、子どもが自らやる気になるのを辛抱強く待つこと、あるいはうまく導くことが大事です。

ただし、それぞれの家庭で親が忙しく時間に追われていると、子どもの意見をきちんと聞くのは難しいことかもしれません。例えば保護者のなかには、「うちの子は好き嫌いが多くて、まったく野菜を食べません」とか「食事中に立って歩いてしまうので困っています」という人もいます。なかには手づかみで食べてしまうという話も聞きました。

しかし、不思議なことに教室ではみんなちゃんと食べています。もちろん、無理やり座らせているわけではありません。

子どももお友達と一緒に食べるときは周りの子のことを見て意識しますし、自分が作ったご飯は食べたいと思うのかもしれません。また、手づかみで食べる子も一人もいません。2歳の子でも、スプーンではなく、お箸を使ってちゃんと食べています。

家では親に対する甘えが出てしまうこともありますし、教室では周りの子が食べているから「自分もちゃんと食べなきゃ」と思ってくれます。やはり同じ子どもでも家での姿と外での姿は違います。どの子にも必ず親の知らない一面があるのです。

ですから、私は時には親子が離れ、子どもたちだけで何かをさせることが成長するきっかけになると考えています。特にお母さんがいつも子どもと接しているなら、その子にとって母親はいちばん頼りになる存在です。

しかし、常に母親に頼り切っていれば子どもは自立できません。習いごとや教室を通して母親から離れた環境におかれることは、子どもにとって自立の第一歩にもなるのです。また、幼児期からお母さんやお父さんなど家族以外の大人と触れ合う機会を増やすことによって、コミュニケーション能力も伸びていきます。

私の教室では、よく「うちの子、こんなことができたんですか！」と保護者が驚く光景が見られますが、年齢が低い子でも低いなりにできることは意外とあるものです。大人が「この子はまだ小さいから無理」と決めつけずに、その時々にやれることを見つけて、じっくり付き合ってあげることが大事です。

教室では子ども同士が教え合う姿も見ることができます。できた子に「ほかの子にも教えてあげて」と言うと、とても誇らしそうな顔をしながら一生懸命、下の子のお世話をしてくれるのです。やはり、親があれもこれもと詰め込んでやらせるより、自分たちが中心になってやるほうが、子どもは夢中になって目の前のことに取り組めるのです。

五感を育む私のメソッド

現代人はテレビやスマホ、ネットなどの発達により情報過多な環境におかれています。多くの人が電車の中、交差点の信号待ち、はたまた歩きながらもスマホに集中しています。こうした状況では、かつて私たちが日常生活で敏感に感じ取っていた音や匂いなど、五感に訴える些細なものに対して鈍感になりがちです。だからこそ幼い頃に五感を刺激し、脳の発達を促す一つの方法として「食育」があるのです。私たちの食育教室では72ページの表のように子どもたちの五感を刺激するカリキュラムを作成しています。

季節ごとに全6回のコースにしていますが、そのうちの5回はそれぞれ嗅覚、触覚、聴覚、視覚、味覚の五感を意識するようなプログラムを組んでいます。

例えば嗅覚がテーマであれば、「今日はこのお魚の匂いを嗅いでみよう」「キノコの匂いってどんな匂いかな」と伝え、いつもより匂いを意識して料理を楽しんでもらったり、聴覚であれば「今日は野菜を切る音を聞いてみよう」「天ぷらを揚げるときにはどんな音がするかな」というような声かけをしたりしています。

もちろん料理をしているときは嗅覚や聴覚だけでなく五感をフルに使っていますが、こちらが声をかけるときには、あえてその日は「音を聴く」とテーマを一つに絞り、ことあるごとに「音はどんな感じに聞こえる？」などと聞くようにしています。「五感の全部を使って」と言われても普段と同じことしかできませんが、そうやって意識的に一つの感覚に絞ってみることで、一見、匂いがしなそうなものも嗅いでみたら意外な匂いがするなど、いつもより敏感に感じられるようになり、子どもたちにとって面白い発見がたくさん生まれます。

先日、はまぐりのお吸い物を作ったときは、鼻がおつゆに沈んでしまうかと心配するほどに子どもたちが鍋に顔を近づけて「ああ、いい匂い」と至福の表情をしていました。それを見た大人たちも、思わず顔が緩んでしまいました。できたてのはまぐりの出汁の香りは子どもたちにとって初めての体験として記憶のなかに深く刻まれたと思います。

また久しぶりに教室に来た子は2、3年前に同じしょうゆ仕込みの体験をしたことをすっかり忘れていました。しかし、しばらくしてしょうゆの匂いが漂ってきたとたんに、「あ、思い出した。このあとはこうするんだよね？」と詳しい工程まで思い出し、嬉しそうに作業を進め始めました。嗅覚は海馬という記憶をつかさどる脳の部位に直接的に信号を送ることができるため、匂いは記憶と直結しやすいといわれますが、まさに匂いによって昔の記憶が呼び起こされたのです。

このように私の教室では、嗅覚に限らず、聴覚や触覚を通じて子どもたちは食を題材と

春夏秋冬を味わうカリキュラム

カリキュラム内容	春コース （3月～5月） 全6回	夏コース （6月～8月） 全6回	秋コース （9月～11月） 全6回	冬コース （12月～2月） 全6回
Vol.1 嗅覚力 アップ （3時間）	旬の匂いを嗅ぐ ・菜の花のおひたし ・はまぐりのお吸い物など出汁の匂い	旬の匂いを嗅ぐ ・夏野菜（トマトやキュウリ など） ・夏の果物（スイカやメロン など）	旬の匂いを嗅ぐ ・椎茸やしめじなどのキノコ類 ・炙りものや焼き魚など	旬の匂いを嗅ぐ ・おでんやお鍋 ・煮込みなどの湯気
Vol.2 触覚力 アップ （3時間）	・キャベツをちぎる ・乾物（わかめ）を水でもどす	・トウモロコシのひげをとる ・そら豆や枝豆のさやをむく	・お魚をさばく ・うどんや練り物をこねる、混ぜる	・丸ごとの食材を切る ・巻物を巻く（恵方巻きなど）
Vol.3 聴覚力 アップ （3時間）	・野菜を切る音（ざくざく） ・ごまをする音（ごりごり）	・唐揚げや天ぷらを揚げる音（ぴちぴち） ・食材と調味料をからめる音（かたかた）	・秋刀魚や鮭を焼く音（じゅわじゅわ） ・キノコ類を炒める音（じゅうじゅう）	・鍋で煮込む音（ぐつぐつ） ・蒸す音（ごとごと）
Vol.4 視覚力 アップ （3時間）	菜物の色や形をありのまま見る ・春キャベツ、菜の花	実の色や形をありのまま見る ・ナス、トマト、ズッキーニ	魚の色や形をありのまま見る ・秋刀魚、鮭、戻りがつお	根菜の色や形をありのまま見る ・大根、白菜、レンコン
Vol.5 味覚力 アップ （3時間）	・素材の違う出汁を知る ・酢飯などの酸味や甘味を味わう	・食材そのものの味を知る ・みずみずしさを味わう	・同じ食材の別の調理法を知る ・苦味を味わう（焦げた味）	・味の濃淡を知る ・食材をかけ合わせたコクを味わう
Vol.6 五感総合力 アップ （3.5時間）	下準備から盛り付けまでを一人でできるようになる ・春らしい器を選ぶ ・盛り付けをする ・春の御膳を完成させる	下準備から盛り付けまでを一人でできるようになる ・夏らしい器を選ぶ ・盛り付けをする ・夏の御膳を完成させる	下準備から盛り付けまでを一人でできるようになる ・秋らしい器を選ぶ ・盛り付けをする ・秋の御膳を完成させる	下準備から盛り付けまでを一人でできるようになる ・冬らしい器を選ぶ ・盛り付けをする ・冬の御膳を完成させる

したさまざまな発見を重ねることができます。そしてそれが子どもたちの脳の発達に大きな影響を与えていきます。

子どもの五感は刺激を与えれば与えるほど発達していき、豊かな発想力や表現力につながっていきます。特に感性の柔らかな幼児期は、五感を意識的に使って感覚を発達させることが重要です。

子どもの五感を育みたいとき、料理はとても役に立ちます。例えば、以下のように五感を意識しながら料理すると五感が刺激されやすくなります。

視覚……食材を見せて、何に似ているかな、どんな色をしているかなと考えさせます。にんじんを切ったとき、子どもたちは「新幹線みたいになった」「鮭みたいな色」と話していました。盛り付けでは、食材やお皿の色に配慮して見た目を考えながら盛り付けてもらいます。素麺を茹でたときは、星の形のオクラと錦糸玉子、ささみを入れて彩りよくしました。

聴覚……料理の際に、どんな音がするかを聴いてもらいます。スライサーでにんじんをスライスしたときは「シャーシャーだって。猫みたい」と言って喜んでいました。魚を焼いたときはジリジリジリと音がすることに気づきます。普段は聞こえないような微かな音を聞くことで、表現力が身につきます。

嗅覚……食材の匂いや香りを嗅ぎます。鶏のささみを茹でたときは「焼き芋の匂いがする」という子がいました。大人からはなかなか出てこない感じ方です。嗅覚を鍛えることで食欲を増進させるほか、鮮度を見分ける力や危険を察知する力を育むこともできます。

触覚……食材に触れて、触覚を育みます。鯖の味噌煮を作るときは鯖をさばきますが、子どもたちも嫌がらずに魚の表面や内側を触って触感を楽しんでいました。

味覚……皆で作った料理を食べて「甘味」「酸味」「塩味」「苦味」「うま味」の五味を味わ

います。私の食育教室の子どもたちはかつお節が大好物なので、ご飯にかつお節をかけて、しょうゆをかけずにそのまま食べています。また、出汁には美味しい成分がいっぱい詰まっていることもよく知っています。料理の途中で味見をすることがありますが、生のにんじんも嬉しそうによく食べていました。

このように、料理では五感のすべてを使うことができますから、脳の発達にもとても優れているといえます。

［第3章］

食を学び、料理を通して
子どもを一流に育てる
食育の実践編

【食の知識編】

絵本の世界でも食育は大人気

私の教室では一回のクラスを食材や日本の食文化について学ぶ時間と、実際に料理をして皆で食べる体験の時間に分けています。

午前９時半から午後０時半までの３時間のうち、最初にその日に作る料理の説明や食材について教えたあとで、２時間ほど料理の時間にあてています。料理ができたら皆で食べ、そのあと今日のおさらいをします。

この間、保護者たちは教室には入りません。子どもたちとスタッフで料理をし、その様子を逐一写真に撮って、あとからオンラインで見られるようにしています。

毎回、料理を始める前にはその日に扱う食材について、皆で触ったり、匂いを嗅いだりしながら学びます。そら豆なら、皮をむいたら何が入っているのか、どんな形なのか、どんな匂いがするかなど、子どもたちが実際に触って確かめます。子どもたちが見たことも触ったこともない食材も多いのですが、子どもたちは興味津々で食材に触れ、匂いを嗅いでいます。

この時間には、よく絵本を使っています。その日のテーマや食材に合う絵本を選んで読み聞かせるのですが、自分たちがこれから作るものが絵本に載っていると、子どもたちが引き込まれやすいからです。絵本の世界と自分たちの世界に共通点を見つけられると、子どもたちの気分も盛り上がります。

例えば、じゃがいもを使うときは『いろいろじゃがいも』（山岡ひかる／作　くもん出版）を使っています。この本はシリーズで、ほかにも『いろいろたまご』『いろいろごはん』『いろいろきのこ』などがありますが、「じゃがじゃがじゃがいも　なになる？」などの言葉遊びが面白く、子どもたちも大好きな一冊です。

『どこからきたの？　おべんとう』（鈴木まもる／作　金の星社）も面白い本です。お弁当の中の玉子焼きやおにぎり、アジフライなどについて、原料がどのように収穫され、運ばれ、料理されているかがイラストで丁寧に描かれています。

　アジフライなら、漁師さんが船に乗って海でアジをとってきて、それが市場に運ばれ、鮮魚店が市場で買い、鮮魚店でお母さんが買ってきて、衣をつけて油で揚げるというところまで描いてあります。食卓に並ぶまでの過程が丁寧に描かれていて、子どもたちは夢中になっていました。


『やさい　だいすき』（柳原良平／作　こぐま社）には、子どもたちにも身近な野菜がたくさん登場します。

　この本には紫色のなすが出てきますが、ある日、教室で白なすを用意していたので、それを見せたら子どもたちはびっくりしました。黄色いトウモロコシも載っていますが、白いトウモロコシが教室にはあったので、それを見せると、またまたびっくりしていました。さらにピーマンは緑色に描かれていますが、教室の屋上で育てていたピーマンは熟しすぎて真っ赤になっていました。

　こんなふうに、野菜にもさまざまな色があり、変化するということを伝えると、幼稚園の子も小学生の子も食い入るように見て盛り上がっていました。

『きつねうどん　たぬきうどん』（古内ヨシ／作　大日本図書）も味わい深い本です。

きつねとたぬきがうどん屋のおじいさんに教わってうどんを作るという内容の絵本です。教室で粉からうどんを打った際には、せっかくだからと皆で本に出てくるきつねとたぬきと同じような鉢巻と前かけをして、麺を打ちました。そのあとは自分たちがうどん屋さんになってみることにして、看板を作ったりして楽しみました。

絵本と食といえば、『ぐりとぐら』（なかがわりえこ／作　おおむらゆりこ／絵　福音館書店）のカステラが有名です。森で見つけた大きな卵を使ってカステラを作るぐりとぐらを真似して教室でもカステラを作りました。もちろん子どもたちは大興奮です。

『しろくまちゃんのほっとけーき』（わかやまけん・もりひさし・わだよしおみ／作　こぐま社）のホットケーキも作り、子どもたちは大喜びで食べていました。

ほかにもおすすめしたい絵本はたくさんあります。今、書店で絵本のコーナーを見ると、食に関するものが多いことに驚きます。絵本を描く人や出版社の人が子どもたちに何を伝えたいかと考えたとき、やはり生命を支え、生活のなかで最も身近な食べ物を思い浮かべるからだと思います。

教室では毎回一冊ずつ絵本を選び、子どもたちに注目してほしいところを読んでいますが、大人の私たちも一緒になって感心したり、楽しんだりしています。絵本の内容について子どもたちと話が弾むことも多く、絵本から話のきっかけや新しい視点をもらえることが多々ありますから、親子で楽しく食育をするときにも、絵本はとても役に立ちます。

「さあにぎやかにいただく」でバランスチェック

いろいろな食品を食べることで、栄養状態を良好に保つことにつながりますが、私の教室では「さあにぎやか（に）いただく」の表（83ページ）を使って、毎回自分が食べたものに丸をつけてもらっています。

これは、「さ（魚）・あ（油）・に（肉）・ぎ（牛乳）・や（野菜）・か（海藻）・に・い（芋）・

さあにぎやか（に）いただく

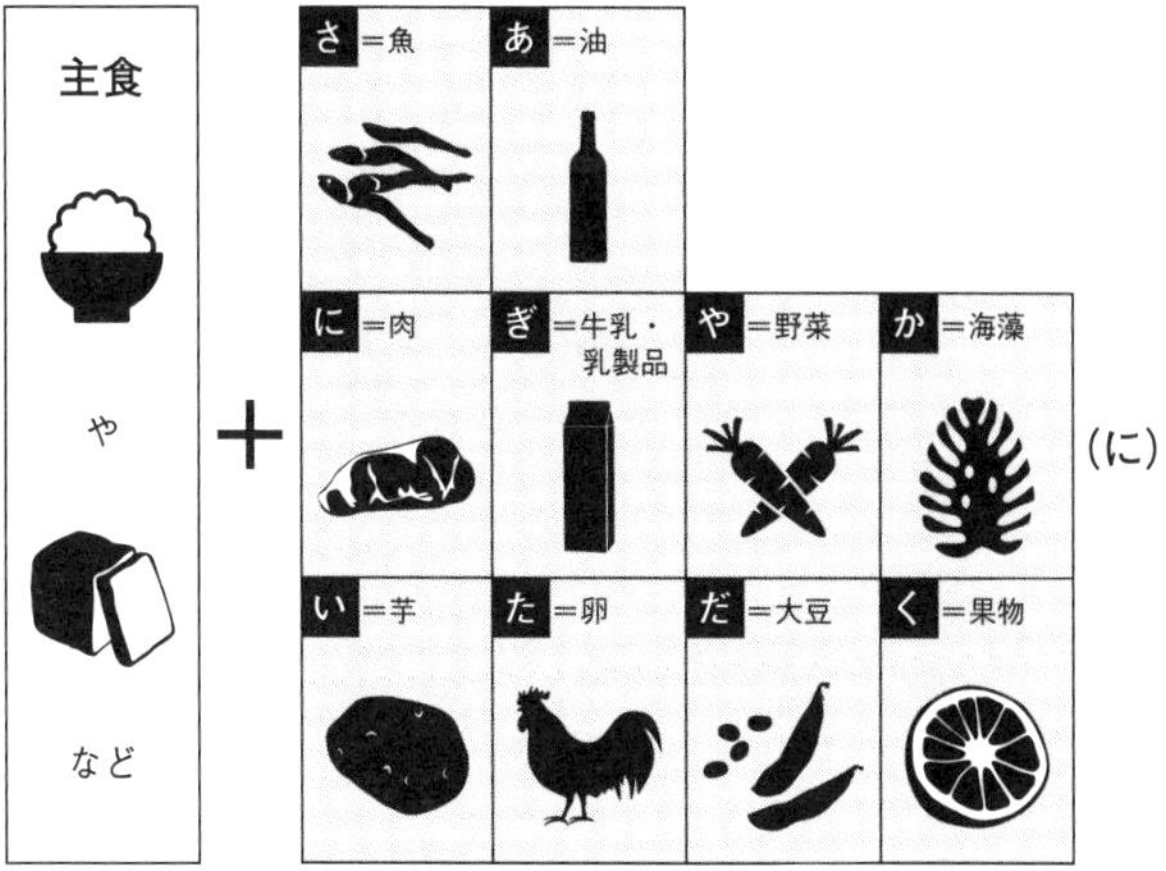

た（卵）・だ（大豆）・く（果物）」の10の食品群の頭文字をとったものです（出典：東京都健康長寿医療センター研究所）。

子どもたちには家にこの表を持ち帰って、食べたものに丸いシールを貼ってもらっています。もちろん子どもたちの食生活を厳しくチェックしているわけではなく、「いろいろな食品を食べたほうが体に良いから、できたらこれが全部貼れたらいいね」という程度の指標として使っています。

それでも食事は3食ありますから、毎日これを少しでも気にしてもらうだけで、子どもの体は変わっていきます。毎食後に子どもがシールを貼ることで、親子で楽しみながら栄養面に目を向けることができます。

大人になって何を食べるかを自分で決められるようになったときも、頭の片隅にこの「さあにぎやかにいただく」があると、「あ、今日は野菜を食べてない」と気づいて、食事を選択する目安の一つになるはずです。

先日びっくりしたのは、今教室に通っているなかで、いちばん小さな2歳の子が「魚食べたね」「油食べたね」「肉食べたね」「牛乳は飲んでないね」と一人で喋りながらシールを貼っていたことです。食材について自分で確認しながら食べられているということです。

最初に教室に来た時は幼くてほとんど話せなかったのに、半年経った今はそこまで理解できているということに大きな成長を感じ、とても嬉しくなりました。

ルールを守らなければ危険があることを学ぶ

その日に作る料理の説明や食材について教えたあとで、料理を作り始めます。

料理の時間を2時間とっているので、食材を切る下準備から最後の盛り付けまで、子どもたちがすべてに関わることができます。

このときに気をつけなければいけないのは、やはり安全面です。2歳や3歳といった小さな子も火や包丁を使いますので、スタッフの人数に余裕をもたせ、大人が十分に子どもを見られるようにしています。

そうして大人が安全面に気を配って料理をする子どもたちを注意深く見守る一方、子どもたちにも事前に気をつけなければいけないポイントを注意します。ルールを守らないと危険があるということを繰り返し伝えるのです。

ただ、大人が事前に気をつけなければいけないポイントを注意しておいても、子どもたちは夢中になってしまうと周りが見えにくくなります。沸騰したお湯に食材を入れる際、鍋の縁が熱いことは分かっているけれども、入れることに一生懸命になってしまったり、大人と違って距離の取り方が下手だったりするために、顔や手が鍋につきそうになることもあります。そんなときは大人たちが注意を促しながら、万が一のことのないように見守っています。

また、私の教室ではガスの臭いも嗅がせて危険回避の練習もしています。ガスコンロを使う際は最後にカチッというところまで回さないとガスが漏れてしまうことがありますが、子どもには力加減が分からないのか、恐怖心から慎重になってしまうのか、最後までしっかり回せないことが多々あります。

教室では、そこですぐに止めて臭いを嗅がせます。最初はガスの臭いが分からない子もいますが、何度かやっているうちに分かるようになってきます。そのうち、自分たちでも「あ、ガスの臭いがしてる！」とすぐに気づいてガスを止めて窓を開けるようになるなど、ちょっとした異変に気づいて対処できるようになっていきます。

このように、子どもたちは実体験を通して危険から身を守るコツを学んでいきます。

幼少期に食事マナーを学ぶ大切さ

料理ができたあとは皆で「いただきます」をして自分たちで作ったものを食べますが、子どもたちには、皆が気持ちよく食べられるような食事のマナーを教えています。

例えば、箸の持ち方ですが、お店にはリングに指を入れるだけですぐに使える子ども用の箸が売られています。しかし、このような箸を使わず初めから普通の箸の使い方を教えてあげれば、小さな子でも上手に箸を使えるようになります。

最初は指の力が弱いためにうまくいかない子もいますが、大事な点はこちらが辛抱強く教えてあげることです。正しい使い方を練習すれば、握った箸を食べ物に刺すような子はいなくなりますし、次第に豆などの小さなものも自在につまめるようになっていきます。

むしろ「まだ小さいから無理だね」と言って子どもに間違った使い方をさせていると、その持ち方が癖として定着してしまいます。一度出来上がった癖を直すのは大変なので、小さなうちから正しい使い方を覚えておいたほうがいいと思います。

ただ正しい使い方の練習ともなれば、子どもたちは一生懸命にやりますが、はじめは5分くらいしてもなかなかうまく使えなくて嫌になることもあるので、様子を見つつ、今日はここまでと切り替えたほうがいいです。変な持ち方で無理やり食べるよりはスプーンやフォークを正しく使うことを選択することもあります。

配膳にもルールがあります。味噌汁は右側の手前、ご飯は左側の手前、主菜は右側の

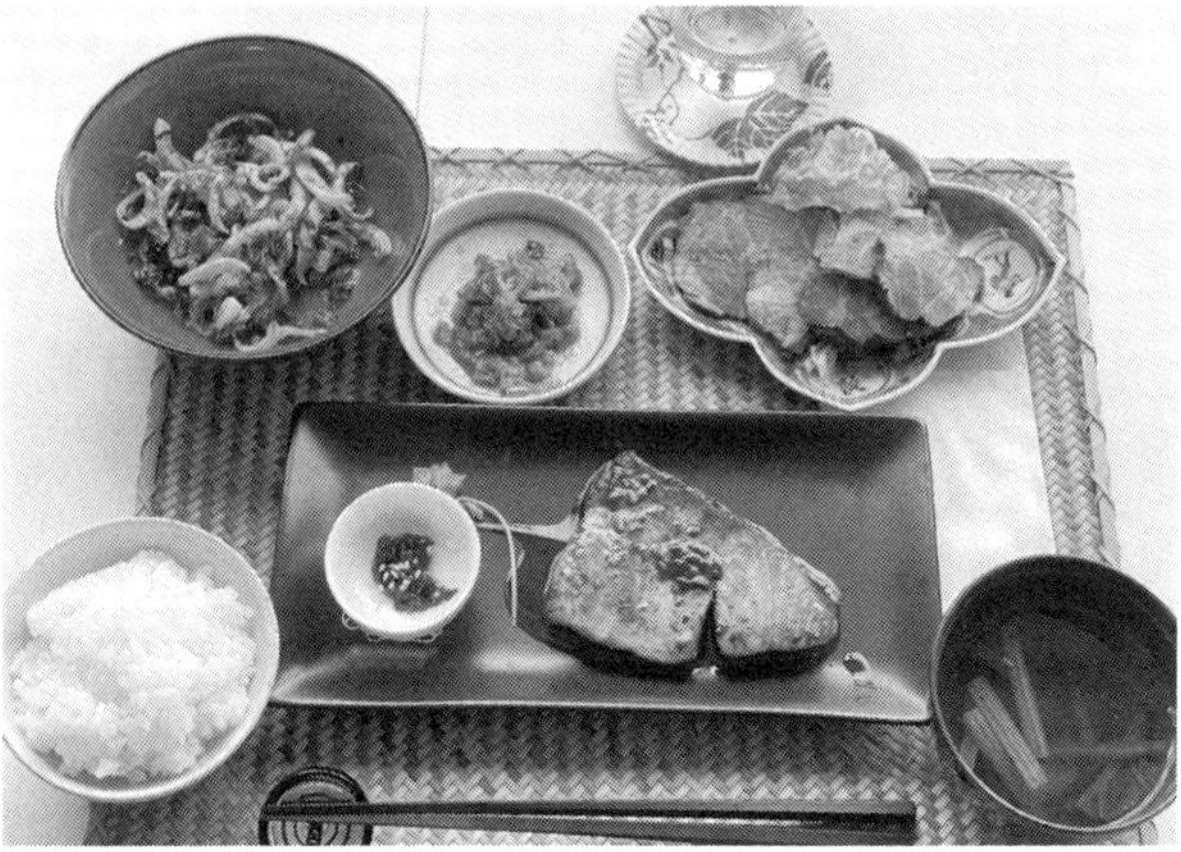

和食の配膳の一例

奥、副菜は左側の奥、香の物などは真ん中に置くのが和食の配膳の基本です。教室では基本を学びながら子どもたちが食べやすいように配置します。

　そして、自分の好きなものばかり食べるのではなく、汁物、おかず、ご飯というように、違う物を交互に食べる「三角食べ」が良いとされています。これは、好きなものだけを食べて栄養が偏るのを防ぐためでもありますし、ご飯やおかず、汁物などを交互に食べて口の中で噛んで味を混ぜ合わせることによって、味覚の広がりを楽しむためともいわれています。また、ご飯より先に汁物を飲んで箸の先をぬらしておけば、ご飯が箸にこびりついてしまうのを防ぐことができます。毎回、箸置きも使っていますが、一回箸を置くときは、きちんと箸置きに置くことや、お茶碗を持って食べることなども教えています。

こうして考えてみると食事マナーというのはたくさんあって大変な気もしますが、私は皆で食事をしている場面で気づいたことがあった時に伝えるようにしています。何もしていない時に「迷い箸は良くありません」などという話をしても、子どもたちの頭には残らないからです。

それよりも、例えば子どもが大皿から食べ物を取る際に、一度手をつけたものをお皿に戻したら、それは皆が嫌な思いをするという話をします。最低限のマナーを守ることで、一緒に食べている人たちに嫌な思いをさせずに、皆で食事を楽しむことができるのです。

以前、ある国に行った際にはビュッフェ形式の食事が多かったのですが、現地の人も現地にいた日本人も食べ方が汚くて驚いたことがあります。やはり小さな頃から最低限のマナーを知っていないと、大人になってからも食べ方が汚いままです。

今は世の中にさまざまな考え方の人がいるので、食事マナーなんて知らなくていい、という人もいるかもしれません。

しかし私は、マナーというのはその人の人間性の土台になるものだと思っています。食材を育ててくれた人、食材をとってきてくれた人、料理を作ってくれた人、さらに食材そのものに対する感謝の気持ちや、一緒に食卓を囲む人に対する気遣いなどが、自然と表れるのがマナーです。男性であろうと女性であろうと、食事マナーや食事の場での気遣いは周囲にはその人の人間性の一つとして映りますから、知っておいて損することはないと思っています。

食育で変わっていく子どもの好き嫌い

料理の盛り付けも子どもたちで行いますが、お茶碗にご飯をよそうときも、子ども自身のお腹の空き具合でそれぞれに任せています。年齢が上の男の子などはてんこ盛りにすることもありますが、自分の食べられる量を考えてもらうようにします。

自分が苦手なものは、少なくてもいいから食べられそうな量だけ盛ってほしいと話します。

教室では子どもが嫌がるものを無理に食べさせることはしませんが、ほかの人の前で「これは美味しくない」とか「これ嫌い」と騒ぐのは良くないことだと教えています。「それはあなたの口に合わないだけで、美味しくないということではないよね。ほかの人が食べているものを美味しくないって言ったら、ほかの人はどんな気持ちがするかな？」と話をして、一緒に食べている人への気遣いを促すのです。

家では「これは美味しくない」で済んでも、ほかに食卓を囲む人がいる場合は配慮が必要です。そういうことを小さな頃から経験しておくと、状況によって言葉を選ぶことができるようになっていきます。

子どもたちを見ていると、「これは美味しくない」と騒ぐ子の胸のうちにあるのは、自分の気持ちを周囲に分かってもらいたいという思いです。

しかし、なかにはその思いに戦いを挑むかのように、あえて子どものお弁当にその子が嫌いな食材を入れる保護者の方もいます。「お弁当の中に入っていたら、仕方なしに食べるんじゃないかと思って……」という理由からですが、やはり無理強いしても子どもは食べるようになりません。

子どもに食べてほしいと思うのであれば、いつもと違う料理法にしてみるとか、違う味付けにしてみる、薄く切ってみるなど、作る際に創意工夫をすると子どもが食べられることもあります。

私たちの教室でも、さまざまな食材や調理法を試しています。例えば、なすが嫌いな子は時々いますが、なすにもいろいろな種類があります。おなじみの長細い千両なすのほか、白なす、まん丸な形をした加茂なす、小さなかわいい小なすなど、それぞれに味や食感も違うので、「このなすはたぶん初めてだと思うけど、もしかしたらこのなすは美味しいかもしれないよ」などと言いながら、少しずつ食べてもらいます。

先日は、トマトをごま和えにしてみました。すると、いつもはトマトを嫌いと言っている子が「この味付けなら食べられる!」と言って、たくさん食べていました。トマトの酸味が苦手という子もごま和えにすれば食べられたのです。子どもの好き嫌いというのは流動的で、ほんの少しの工夫で食べられることもあるのです。

もし食べられなかったとしても、それはそれで良しとします。時期がくれば食べるようになるかもしれません。成長とともに味覚は変わっていきますし、噛む力が弱いために噛みきれなくて食べるのを嫌がっていることもありますから、子どもの好き嫌いは長い目で見守ることが大切です。

ただ、ほかの人が嫌な気持ちになるので、一度口に入れたものを吐き出さないということは皆との約束にしています。また、嫌いなものを水で流し込もうとする子もいるのですが、水でお腹がいっぱいになってしまいますし、教室ではたいてい汁物も作るので、水で食べ物を流し込まないこともルールにしています。

こうしたことに気をつけていると、次第に子どもの食べ方がきれいになってきます。食べ散らかすこともなく、三角食べでバランス良く食べられるようになっていくのです。

食材はどこからやって来る？

私の教室では産地のことも学んでいます。

先日は、産地の違ううなぎの食べ比べをしてみました。鹿児島産のうなぎと中国産のうなぎです。教室では基本的に国産のもので産地がはっきりした食材を使いますが、このときはたまたま魚屋さんにどちらもあって、大きさや形がずいぶん違ったので、試しに食べ比べてみることにしたのです。先に大人が試食して問題がないことを確認したうえで、子どもたちにも「どっちが美味しいと思う?」と食べ比べてもらいました。

やはり大人たちは皆、国産のものを推しましたが、子どもたちの多くは「こっちのほうが大きくて、ふんわりしてて柔らかいから」と言って中国産のほうを選びました。実際に食感はずいぶん違います。同じ食材でも、産地によって大きさや味、食感が変わってくることが分かり、子どもたちも楽しんでいました。

こうした経験を通じて、子どもたちは食材だけでなく産地や地理にも興味をもつようになっていきます。

例えば、教室でよく使っている昆布にもたくさんの種類があります。真昆布、利尻昆布、日高昆布、羅臼昆布、がごめ昆布などいろいろありますが、実は日本で流通している昆布のほとんどは北海道産です。そのほかには東北の三陸海岸沿いがあります。

毎回、部屋に貼ってある日本地図を使い、その日使う食材の産地にピンを刺して、子どもたちに産地の場所を教えています。

すると、子どもたちも「昆布って日本の上のほうばかりで取れるんだね」と分かります。「上のほう」というのは「北」のことで、北海道というのは寒いところだということも教えます。一口に昆布といっても種類が違えば味も違いますし、部位によっても味が変わりますから、昆布一つとってもいろいろな話ができるのです。

今は生鮮食品のラベルを見れば産地や生産者が分かるようになっていますから、子どもたちも産地について学ぶと、スーパーマーケットやお店に行った時に「これはノルウェーっていう国から来たんだね」とか「今日使ったのは北海道産だったけど、これは千葉産だね」などという発見につながります。

ただし、勉強のように地理を教えても子どもたちもつまらないので、クイズ形式にしたり、ほかの食材と比べたりするなどして、子どもたちの興味を引くようにしています。それによって地図に興味をもつ子も増えていますし、「今日の食材は南のほうが多いね」とか「東京都はここで、長野県はここだよね」など、知らず知らずのうちに地理的な知識を蓄えていく子もいます。

ただ料理をして楽しかった、美味しかったというだけでなく、食育で学んだことがほかの興味につながっていったらいいな、食が好奇心のドアを開くきっかけになるといいなと思いながら、さまざまな話をするようにしているのです。

食材を採りに行く体験が子どもたちに教えてくれること

教室では、野菜や果物、魚介類などは生産者がはっきりしたもの、また新鮮で旬なものを厳選して使っています。食材を育てている人の姿が見えると、子どもたちの食に対する意識も変わっていくからです。

都会に住んでいると、近くに畑があって収穫した食材を分けてもらうような経験は少ないと思いますが、生産者の顔が見えるとその食材を本当に大切に扱うようになりますし、大事に食べるようになります。

食育の教室でも、毎年のようにお世話になっている農園があります。夏には○○農園さんのトウモロコシ、秋には□□農園さんのぶどうというように、毎年訪れているのですが、そこに行けば、「このトウモロコシは○○さんたちが一生懸命育てた大事なものだ」ということが子どもたちにもよく伝わるのです。

そして毎回ありがたいと感謝するのが、どの農家さんも子どもたちに対して本当にいろいろなことを丁寧に教えてくれるだけでなく、思う存分に収穫させてくれることです。子どもたちの訪問を本当に楽しみにしてくれていることがよく分かります。

すると、子どもたちにもその気持ちが伝わるのか、物おじせずにいろいろな質問をするようになってきます。夏にトウモロコシを収穫させてもらった際も、子どもたちは「どうして虫はトウモロコシを食べちゃうの？」「虫が食べちゃうってことは、ここが美味しい部分ってことですか？」といった質問をして、農家の人と積極的にコミュニケーションを楽しんでいました。

農家で見る食材は、普段スーパーで見る姿とは違うこともあります。

例えば、子どもたちは茎からもぐ前のトウモロコシを見たことがなかったので、トウモロコシが茎からなっていることに驚いていました。さらに、そのまま生のトウモロコシにかぶりついてみると、新鮮で甘い汁がじゅわっと湧き出てきて、その美味しさにもびっくりしていました。

また、帰り際には子どもたちが、大人が驚くほど大きな声で「ありがとうございました！」と声をそろえていました。農家さんに対する感謝の気持ちの表れだと思いますが、子どもたちにとって新鮮で得難い体験になりました。

このように、私の教室では食にまつわる行事をたくさん行っています。

お茶摘みでは、収穫したお茶の葉っぱを使ってピザを作ったり、お茶の葉を天ぷらにしたりして食べさせてもらいました。驚いたことに、お茶というのはどこかから滝のように流れてくるものだと思っている子もおり、お茶摘み体験をして初めて、この葉っぱを煮出すとお茶ができることを知ったのです。こういう出来事があると、改めて私たちが自然に身につけてきたことでも、現代の子どもたちが育つ環境では、知る機会が減っていることが多いことに気がつきます。

さらにこの葉っぱが食べられることを知って、子どもたちは驚いていました。特に天ぷらはちゃんとお茶の香りがして苦味もあるのに好む子が多いのは私も意外でした。子どもたちにも大人気で取り合いになるほどです。摘んだばかりの新鮮な葉でないと天ぷらにはできないそうですから、大人の私たちにとっても良い体験でした。

先日は、母の古くからの友人がイガのついた栗を送ってきてくれました。特に農家さんではなく、夏休みにお邪魔した時に家の敷地内に立派な栗の木があったので、秋になったらぜひ送ってほしいとお伝えしていたのを覚えていてくださいました。段ボールの蓋に「危険！」と注意書きするほど新鮮な栗のイガは鋭く、とても素手では触れません。長靴を履いた足でイガを踏んで押さえ、長いトングで中の栗だけを取ります。その方法も農家さんが教えてくれたのですが、子どもも大人もそんな経験をしたことがなかったので、皆でワイワイ楽しみながら栗を取り、栗ご飯にして美味しくいただきました。

日本は食料自給率が低く、海外に食材を頼りがちですが、このようにいろいろな地方にアンテナを立てれば、美味しいものがたくさんあります。日本の食の豊かさを喜ばしく思う一方で、大切にしなければいけないものもたくさんあることに気づかされるのです。日本の奥深さを再発見するという意味でも、子どもの頃の五感磨きの体験は大事だと考えています。

食を通して語彙《ごい》力、表現力などの基礎学力を鍛える

料理をしていると、子どもが普段使わないような言葉も出てきます。「発酵」「じょうご」「乾物」「板摺《いたず》り」「短冊切り」「さや」などです。こうした言葉についても、意味や使い方をその都度、教えています。

例えば「巻き簾《す》」という言葉が出てきた時には、簾というのは竹や葦という草を編んだもので、その簾を巻くから巻き簾だね、というように言葉の由来から教えます。

「炊飯器」なども普段からよく使う言葉ですが、「炊飯器の炊は炊くことで、飯はご飯の飯、器は器械の器。じゃあ、炊飯器って何をするための道具かな?」というように、クイズ形式で話すこともあります。一見難しく思える言葉でも、こうやって言葉を解体してみ

れば分かりやすくなるということを子どもたちは学んでいるのです。

さらに、私の教室では毎回その日の献立や子どもが描いた絵、食材の産地が分かる地図を簡単なリーフレットにして保護者に渡しています。そして、そのなかに当日出てきた言葉を１００語ずつまとめています。

道具や食材の言葉もそうですが、「和える」「粗熱《あらねつ》」「差し水」「とろみ」など料理の過程で出てくる言葉や、「七草」「上巳《じょうし》（桃）の節句」など行事で使われる言葉、「立春」「春分」などの二十四節気の言葉なども入れています。また、「サクサク」「ねばねば」「パサパサ」などの擬音語や擬態語も同様です。

日本語は外国語に比べて擬音語や擬態語が多いのですが、それらを含めた食感を表す言葉が豊富で、農林水産技術会議の報告によると、英語やドイツ語では食感を表す言葉が１００語程度なのに対して日本語には４００語以上もあるそうです。日本には繊細な表現やニュアンスを伝える言葉がたくさんあるということです。

料理をしていると、子どもが使ったことがない言葉や出会ったことがない言葉も出てきますが、「まだ習っていないから知らなくていい」で済ますのではなく、まずは大まかにその意味を教えます。それでも子どもが分からなければ、ほかに似ている言葉を探したり、もっと噛み砕いた表現にしてみたりなどしますが、時間をかけて伝えるうちに話が広がっていって、想像以上に子どもたちとの会話が弾むことがあります。子どもたちも、言葉を知ることの楽しみを感じているのだなと嬉しくなります。

そんな子どもたちの様子を見ていると、人が言葉と出会うのに年齢が早すぎるということはないと確信します。一つの言葉を理解することで、似たような言葉や同じような使い方をする言葉を見つける力にもつながっていくのです。

先日は、「きべらは木でできたヘラだけど、きへらだと言いにくいから、きべらになったんだね」という話をしたのですが、それに続いて、子どもたちから「かみぶくろ」も同じだという声が出てきました。自分たちで発見する力やつなげる力がついてきたのだと、頼もしく感じました。

また、味を表現する時の言葉も「美味しい／美味しくない」だけでなく、子どもたちがもっと詳細に表現できるようにサポートしています。何かを口に入れた時に「どんな味がする？」と聞くと、子どもたちはよく「今まで食べたことない味」と答えるのですが、そんな時も「じゃあ、何と似てるかな？」と深掘りしてみます。

すると、子どもたちは面白いことを言うのです。この間もエクアドル人の知人から頂いたチョコレートを教室で子どもたちと試食してみました。85%カカオのノンシュガーでマンゴーがフレーバーとして入っているチョコレートは、さすがに誰も食べたことがない味です。少しだけ口にした子どもたちに感想を聞いてみると、やはり「苦い」が圧倒的でしたが、なかには「おしょうゆみたいな味」と言う子もいました。大人には出てこなかった感じ方です。

また、先日は黒糖を子どもたちに舐《な》めてもらいました。すると、甘味よりも香ばしさのほうを強く感じるのか、黒糖も「おしょうゆみたい」と言っていました。

子どもというのは、短い言葉で簡潔に答えがちです。すぐに「分かんない」という言葉を口にする子も多いのですが、周囲の大人はそこで会話を止めず、その先を誘導してあげることが大事です。

小さい頃に実体験を通していろいろな言葉を覚えておくと、料理の言葉だけでなく日常会話のなかでも使える言葉が増えていって、親もびっくりするほど会話が楽しめるようになってきます。

大阪教育大学の高橋　登教授（発達心理学・教育心理学）が小学生を対象に行った調査によると、語彙が豊富になると、それとリンクして読解力も向上していくそうです。読解力は小学校以降のすべての教科の土台になるものですから、小さなうちからたくさんの言葉を身につけておくことが重要です。

さらに、料理をしていると計算することも多いため、計算力の向上や、算数に興味をもつきっかけになることがあります。例えば、「今日は食べる人が6人いるけど、1人に2個ずつ盛り付けるとしたら、何個作ればいいかな？」と質問すると、一生懸命考えて答えてくれます。

また、水が４００ml必要だから、子どもに２００mlの計量カップで入れてもらうということもありますが、小さな子どもにとっては計量カップの目盛りを見ながら水を入れて測るのも貴重な機会です。数を考えながら料理することで数字の感覚を鍛えることにつながるのです。

【料理の実践編】

親は手を貸さず、自分たちで料理をする子どもたち

一般的には、離乳食の時期が終わり、自我や社会性が芽生え始める2歳頃から食育を始めるのが理想的だといわれています。

私の教室では保護者の同伴はありません。親が一緒だとどうしても口や手を出したくなってしまいますから、親と離れ、教室の大人と子どもだけで料理をするようにしています。

最初のうちは、教室の入り口で「お預かりします。ほら、お母さんにバイバイしてね」

という声で親と離されると不安になって泣いている子もいますが、教室をやっている3時間、最初から最後まで何もできなかったという子はいません。

しばらくは根比べのような感じになりますが、泣いている間も無理に参加させることはなく、その子を目の端で見守ります。しばらくそっとしておきますが、子どもはちょっとしたきっかけや声かけで、さっと輪に入ってきたりします。

すると驚くことに、その子もちゃんとできるのです。泣いている間にも、その子なりに周りの様子を見て話を聞いていたからです。一歩踏み出すタイミングが分からなかっただけで意識のアンテナはちゃんと張っていたのです。

そういう子はむしろアンテナの張り方が鋭いのかもしれないとも思いますが、その後は年上の子どもたちと一緒に自分の役割を果たしてくれるようになっていきます。それまでは親に頼り切りだった子も、親がいない状況におかれればその子本来の力を見せてくれるようになるのです。

大人というのは、つい子どもの先回りをしていろいろなことに手を出してしまいます。

特に料理の過程には危ないこともありますから、親が心配して手を出してしまうのも分かります。しかし、結果的に子どもが自分でやれる機会を減らしてしまうことになります。

先日、にんじんのごま和えを作った際には、ある子のにんじんの切り方が危なっかしかったので注意したところ、怒られたと思ってしょげてしまい、途中でやる気をなくしてしまいました。

でも、どんなに泣いても危ない切り方をさせるわけにはいきませんから、そのことを丁寧に伝えたところ、もう一度挑戦し、にんじん一本をすべて一人で切り終わりました。少し時間はかかったものの、最終的にはとてもきれいに切ってくれました。

これが家でしたら、子どもがやる気をなくした時点で「あとはお母さんがやるよ。また今度やろうね」となったかもしれませんが、教室では辛抱強く子どもに話します。その子もこちらの言い分を分かってくれたあとは、ずいぶんスムーズに切れるようになりました。「正しいやり方でやれば、できる」ということを身をもって学んだのです。

教室では親から離されるだけでなく、きょうだいからも離されます。

きょうだいで一緒に参加する子たちも、「教室の中では、きょうだいが一緒にいてはいけない」という暗黙のルールがあるのです。なぜかといえば、上の子はたいてい「下の子の面倒を見てあげなさい」と言われて送り出されているからです。自分が主役であるはずなのに下の子の面倒を見るという保護者的な役目を負わされてしまうと、下の子のことが気になって自分のことに集中できません。

教室にはそれぞれ同じ年代の友達もいますから、「きょうだいが一緒にやらなくてもいいんだよ。あなたは自分のことをやって」と話し、あえてきょうだいを離します。

下の子も、自分のお兄ちゃんやお姉ちゃんが助けてくれると思っていれば、何もやらなくなってしまいます。いつもは家できょうだいから学んでいるかもしれませんが、ここではほかの友達からもいろいろなことを学んでほしいのです。

そうしたことを普段から話しているので、そのルールは子どもたちにも浸透していて、食事時に席を決める際も、例えば田中さんきょうだいが隣同士に座っていると、「あ、タナカタナカになってるから、その間に誰か入ろう」などと言って席を替わっています。

環境に合わせて変わっていく子どもたち

みんなで料理をしていても、最初のうちは気に入らないことがあるたびに泣きわめくタイプの子もいます。

それまでのその子の主なコミュニケーション方法が、そのように泣いて騒ぐことだったのかもしれません。親の注意を引きたい、自分の心配をしてほしいなど、かまってほしい時や困った時にはとりあえず泣くのが解決手段になるのです。

しかし、教室では子どもが泣いていても、あまり大げさには反応しないようにしています。その子にはまず、泣いているだけでは何も伝わらない、ということを丁寧に教えます。周りの人に言いたいことやしてほしいことがあるときは、けっして怒らないから泣かないで教えてほしいと伝えるのです。

すると、次第に子どもも落ち着いて、自分の思いをしっかり口に出せるようになってきます。それを繰り返しているうちに、少なくとも教室で泣きわめくことはなくなります。

こうした子どもたちを見ていて感じるのは、子どもというのは大人の言動に合わせて反応する傾向があるということです。周囲の大人が怒れば自分の感情を抑えるようになり、周囲の大人が心配しすぎると、それに合わせるようにアピールすることがあります。

例えば遠足に行く際など、親と別れる際に必ず泣いていた子も、お母さんの顔が見えなくなった途端にケロッと表情が変わり、自分でさっとハンカチを出して涙を拭いていたりします。そのお母さんがとても心配そうだったので、もしかして子どものほうがそれに合わせているのではないかと思うくらいです。

子どものほうが、親といる時の自分と、友達といる時の自分というように、見事に使い分けているように感じます。

また、親はそれまでの子どもの状態から「この子はこういうタイプ」と思い込んでいることがありますが、それはその子の一面でしかありません。食育の教室でも、よく保護者の方が「この子は野菜が嫌いで何も食べられない」「いつも歩き回ってしまう」などいろいろ心配して事前に伝えてくれるのですが、多少そういう面が見える時もあるものの、子どもたちで料理をしている時には保護者が心配するほどのことはありません。

子どもというのは周りの環境によって変わっていきますし、日々成長しています。いつまでも親が思っているような姿ではありません。そこを頭に入れておかないと、いつまでも「うちの子はこう」と決めつけてしまうことになります。

時々、「うちの子はイヤイヤ期だから、皆さんにご迷惑をかけるかも」と言う保護者の方もいますが、イヤイヤ期の子どもでも、その気持ちにしっかり寄り添うことで必ず良い方向へ向かっていきます。

教室では、大人が何人もついていて時間的な余裕もありますから、子どもをせっついたりせずに子どもの話によく耳を傾けられるのです。子どもというのは、大人が自分の言い分をしっかり聞いてくれれば大人の言うことにも耳を傾けますし、本当に危ないことだけピンポイントで注意すれば、意外とちゃんと聞けるものです。

また、子どもは観察力が鋭く、大人が嘘をついたり、おだてたり、表面だけ優しくしてもけっして通用しません。本当に危険なこと、やってはいけないことについては、「ダメなものはダメ」と毅然とした態度で伝えることが大事です。

時には「やりたくない」と言い張る子もいますが、そういうときにも無理強いせず、その子がやる気になるまで見守ります。たいていの子はしばらく経つとやる気を取り戻します。そして自分からやる気になってくれると、その後は一生懸命やるようになるのです。

自分のことは全部自分でやるキャンプ体験

春や夏には、子どもたちを連れてキャンプに行きます。

7泊8日、時には10泊11日など、幼児期にしては長く親元から離れて生活し、その期間は朝・昼・晩の三食作りや洗濯、洗濯物干し、片付け、部屋の掃除など、自分たちのことはすべて子どもたちでやってもらいます。

左ページの写真は、夏休みの妙高キャンプの際の献立表です。子どもたちで協力しながら、毎日いろいろなものを作りました。

こうやって書き出すと、「え、こんなに⁉　大変だったでしょう」と保護者たちはびっくりするのですが、一つひとつはシンプルな料理なのでそれほど大変という感じもなく、子どもたちは楽しみながらやっています。

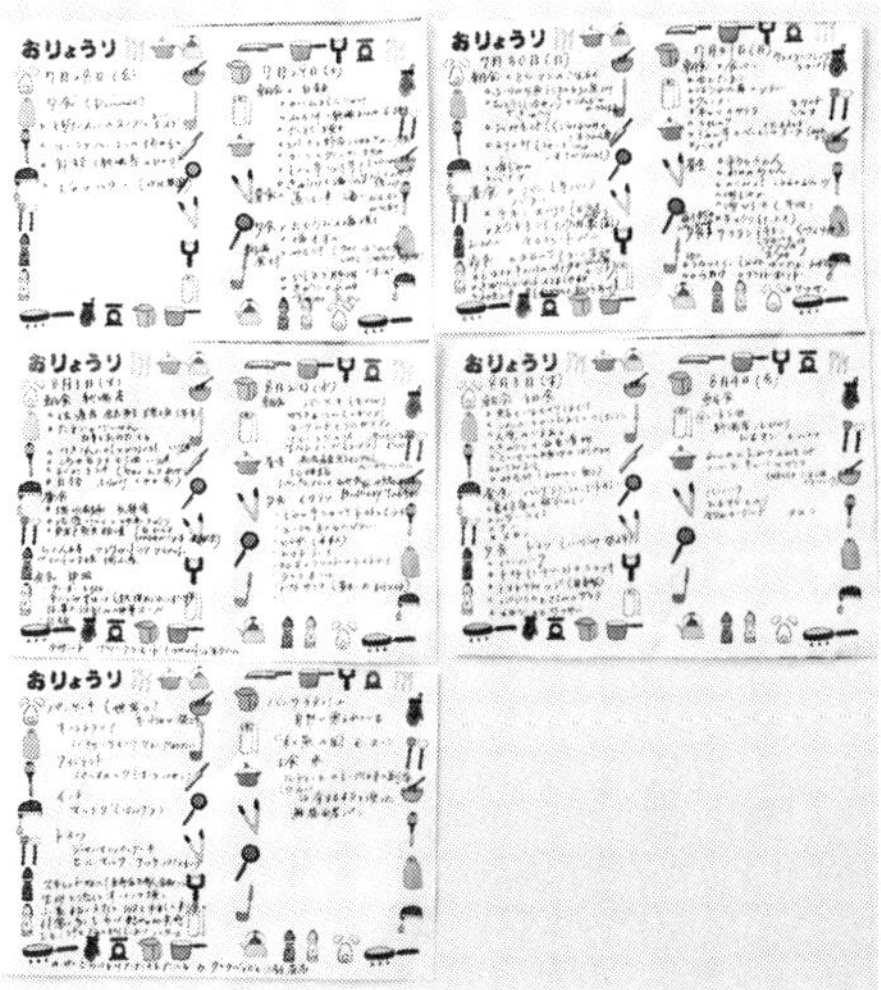

キャンプの献立表

キャンプでは日の出とともに起きて、まずは朝食の支度をします。味噌汁のための出汁をとり、お米を研いでおきます。

その後、皆で体操やジョギングをします。帰ってきたあとは部屋の掃除をし、その後は皆で手分けしながら朝食を作ります。いつも宿泊する施設の厨房が広いので、皆で同時に作業できるのです。

日中は山登りをしたり、近くの農場に行ったり、自然と触れ合う活動をしたり、工作をしたり、絵を描いたりしますが、その合間に昼食やお弁当、夕食を作ります。今はなんでもそろっていてなんでも周りの大人がやってくれることが当然のようになっていますが、本来生きていくうえで自分のことは自分でやるのは当たり前なのです。お腹が空いたらご飯を作る、ほこりが出るから雑巾がけをするということを、キャンプを通して子どもたちは自らできるようになり、慣れてくると掃除や洗濯も自発的にやるようになっていきます。

教室に通う子どもたちは、自分たちが食べるものは自分たちで作ることが当たり前になっているので、いちいち嫌がることはありません。キャンプではご飯を作ってくれる人がいませんから、自分たちで作って片付けまでするのが日常的になっているのです。

以前、こんなこともありました。子どもたちは自分の部屋だけでなく廊下や階段も掃除するのですが、普段は階段の踊り場の平面だけ掃除していたのが、最終日には「今日は最後だから、全部きれいにしなきゃ」と言って、階段のへりや手すりなど、細かい部分までしっかり掃除していました。大人が何か言ったわけでもないのに、小さな子どもたちが掃除をする意味をちゃんと理解していたのです。子どもたちの成長に驚かされました。

キャンプでは料理や掃除、洗濯までしていますから、子どもたちはヘトヘトではないかと思いますが、自由時間には庭に飛び出て行って皆で走り回るなど、実に伸び伸びと生活を楽しんでいます。その代わり、夜はご飯を食べてお風呂に入ったら、午後8時頃には全員寝てしまいます。テレビを禁じているわけではないし、キャンプには何を持ってきてもいいのですが、子どもたちは家にあるタブレットやゲーム機などは一切持ってきません。テレビやゲームよりも、皆で遊ぶほうが楽しいと言います。

普段、家では子どもが朝5時頃に起きるのは大変なことかもしれませんが、キャンプでは大人が声をかけなくても、周りの気配を察して子どもたちは自分から起きてきます。その後は皆、体操やジョギングに楽しそうに出ていきます。家で子どもを朝5時に起こしてジョギングさせるのはかなり大変なことだと思いますが、キャンプでは、自然なこととしてスムーズにできるのです。

さらに、保護者の話では、普段はマイペースでいつも周りの人を待たせていた子が、キャンプのあとは本人なりに急いでやろうとしている様子が出てきたそうです。またほかの子も出かける時には自分で自分の用意をできるようになるなど、子どもたちには家に帰ってからも自分のことを自分でやろうという意識が芽生えていきます。

何より、子どもたちはキャンプから帰ってくると顔つきが変わります。保護者の多くが「キャンプ前後で、子どもの顔が全然違う」とびっくりするほどです。確かにそれまでは赤ちゃんの面影が残っていた子も、キャンプから帰ってくると顔つきがどこか大人っぽくなっているのです。

もちろん、その期間で実際に顔が変わるということはありませんが、いろいろな経験を通して子どもたちの内面に生まれた「自分はできた」という自信が、他人から見てもはっきり感じ取れるようになるのだと思います。

年齢の異なる子どもたちが料理をするメリット

そのほかにも、子どもたちが料理をすることで変わっていくものはたくさんあります。料理には細かい作業がたくさんありますが、それによって子どもたちはだんだんと周りが見えるようになってきます。例えば「鶏肉を茹でている間に玉ねぎを切ってしまおう」とか「誰かが食材を切り終わったら、これと一緒に炒めよう」というように、料理ではいろいろなものが同時進行で進んでいくので、自然と周りの状況を知ろうとするようになるのです。

作業している時は自分の世界に集中しているけれども、それが終わると、ほかの子の作業がどうなっているかを確認するようになるなど、ほかの子と一緒に作ることで周りを気にかけられるようになります。


面白いのは、年齢の異なる子どもたちが一緒に料理をするなかで、必ずしも年齢が上の子のほうが上手とは限らないということです。

小学生の子は、自分では幼稚園や保育園の子よりできるはずだと思っていますが、小さい子のほうができることもたくさんあります。料理は体験している回数が多ければ多いほど上手にできることも多いため、小さくても経験値が高ければうまくできることもあるのです。また場合によっては下の子のほうが変な癖がついていない分、素直に大人の言うことを聞いて、無心になって取り組めることもあります。

それもまた良い経験です。上の子が「私より小さいあの子ができているのに、なんで私はできないんだろう。もっと頑張らなくちゃ」と気づいて奮起することもあるからです。

もちろん、下の子が上の子を真似することもあります。子どもたちはほかの子からいろいろな刺激を受けますが、特に年齢の違う子どもたちとの触れ合いが、成長にも良い効果を与えると考えています。

自分でコツを見つけるからこそ自信が生まれる

子ども向けの料理教室や食育プログラムでは、例えばきゅうりを切る時に子どもが5人いたら、「じゃあ、一人5回切ったら交代しましょう」という具合に交代制でやるのが一般的です。全員が同じことを平等に行うという教室が多いようです。

でも、私たちの教室では子どもたち全員にいつも同じことを公平にやってもらうわけではありません。もちろん全員がきゅうりを切りたければ交代で切ってもらいますが、ほかの作業もいろいろ同時進行しているので、それぞれの子にやりたいことを任せます。

例えば味噌汁を作ることに夢中になっている子に、「ほら、きゅうりを見て」と言っても見向きもしてくれないことがあります。そういう子に今の作業を止めて無理にきゅうりの作業をさせるのではなく、「じゃあ、あなたはお味噌汁を全部お願いね」とその子に任せてしまって、ほかの子がきゅうりを切るようにしています。

すると、一人の子の作業量が増えます。場合によっては一人できゅうり一本丸ごと薄切りにするということもありますが、そうなると最後のほうはずいぶんリズムよく切れるようになっていて、大人も驚くくらいうまくなっていることもあります。

やはり皆が少しずつ作業していたら、そこまでうまくはなりません。数回切っただけで「きゅうりを切る作業を経験しましたね」と言われても、子どものほうもあまり実感が湧かないはずです。自分で一本きゅうりを切ったからこそ、切るときのコツが分かってくるし、終わったあと「自分でできた」という自信をもてるのです。


先日も教室でおにぎりを作りました。私と一緒におにぎりを作った一人の男の子は、最初は手のどこにご飯を乗せて具を入れたらいいかも分からず、手がべちゃべちゃになって苦戦していました。しかし、基本的に最初に説明したあとは大人がやってあげることはありません。「分からなかったら、私のを見て」と言って真似してもらっていたら、途中からは同じように作れるようになりました。結局、その子は20個以上を上手につくってくれました。

大人が子どもに近道を教えるのは簡単です。今はインストラクターやコーチなど「こうすれば上達する」といったノウハウを教えてくれる人はたくさんいます。「コツの見つけ方」も動画などで探せば出てきます。

しかし、私は子どものうちから自分自身でコツやうまくいく方法を見つけていく過程が大事だと思っています。自分でコツを見つけるからこそ自信がつき、もっとやりたいという前向きな気持ちが湧いてくるのです。そして、うまくいく方法を自分なりにつかむためには試行錯誤する時間も必要で、しばらくトライ&エラーを繰り返しているうちに自分なりのコツをつかむ瞬間が訪れます。

子どもというのは、好きなことは夢中になってやります。それこそ時間を忘れて没頭します。ですから、私の教室ではその子が夢中になれるものが見つかったら、その瞬間を逃さずに、とことんやってもらうことを意識しています。

それから、どんなに子どもがやりたがっても上手にできないこともあります。そんなときには、まず大人が「こんな感じ」とお手本を見せています。

例えば、子どもが切ってくれたきゅうりが厚くなりすぎていたら、「これくらい薄くしたいな」という話をして、お手本を見せます。また、リズムよく切るほうがうまくいくこともあるので、「トン、ハイ、トン、ハイ」のように横でリズムを取り、本人にも口でリズムをとりながら切ってもらうなど、子どもが楽しくできる方法を考えています。


こうした子どもへの声のかけ方については迷っている保護者も多く、どのように声をかけたらいいかと聞かれることがあります。最近は子どもが萎縮してしまうことを危惧して、子どもへの言い方に気をつけなければいけないという風潮が強くなっていますから、声のかけ方に悩む保護者も増えているようです。

もちろん子どもを萎縮させるような言い方や叱り方はすべきではありませんが、あまり気を使いすぎると、大人が伝えたいことも伝えられなくなってしまいます。

そこで、私は少なくとも「こういうふうにしてほしい」というものがはっきりしていて子どものやっていることがそれとは違うものになりそうだったら、「そうではなくて、こうしてほしい」と伝えています。例えば、子どもがケーキを作った時に見た目がぐちゃぐちゃなのに「きれいにできたね」などと褒めていたら、子どもはそれでいいとか、そんなものかと思ってしまいます。

しかし、子どももできることなら洋菓子店で売っているようなきれいなケーキができるよう頑張って作っていると思います。ですから教室でも、なるべくほかの人が見ても「わあ、食べてみたい」と思えるようなものを作ろうという話をよくしています。

当然ですが、子どもを注意するよりも褒めていたほうが楽です。「よくできたね」「いいね」「ありがとう」で済ませていれば、子どもも親もその場では丸くおさまるかもしれません。しかし、子どもが何かをしたら、とりあえず褒めるという態度では、子どもの力が伸びていくかどうかは疑問です。

私の教室では、子どもが一生懸命やったことに対しては「頑張ったね」と認める一方で、「ここは、こういうふうにしてみたらいいんじゃないかな」「今度は、こういうふうにやってみてもいいかもね」などのようにいろいろな提案をしています。それで子どもがやる気をなくしたことはありません。子どもは子どもなりに、もっと良くしたいという向上心をもって頑張っているのです。

私は、このように子どもの努力を認めつつ、さらに良い方向へサポートしてあげるのが大人の役目だと思っています。「せっかくならもっと良くしよう」という意識をもつことで、子どもたちは一段上のステップに進むことができるのです。

和食の基本の出汁作り

私の教室で味噌汁を作る時には、毎回、自分たちで出汁をとっています。基本的には昆布とかつお節から作りますが、日によって煮干しや真あじ、いわし、いりこ、あご（トビウオ）、鯛、干し椎茸などを使って出汁をとることもあります。一般的な家庭ではあまり見ないまぐろ節を使うこともありますが、まぐろのうま味が感じられて、やはりかつお節とは風味が違います。

出汁をとる時に、いりこやかつお節などの乾物を子どもたちと観察してから味見することもあります。乾物に慣れている子どもたちは、パクパクと実に美味しそうに食べます。

その後、キラキラと黄金色に輝く出汁ができると、子どもたちは「うわ、きれい」「美

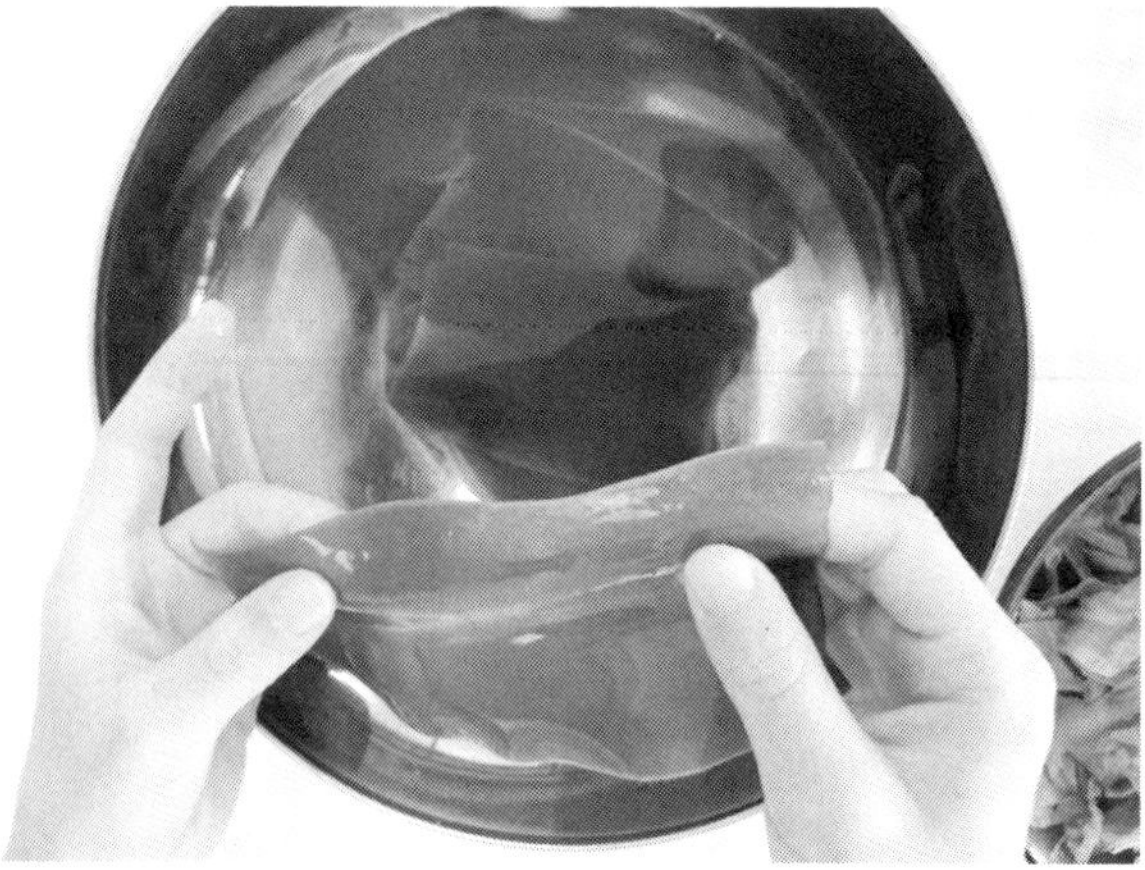

教室での出汁作り

味しそうな出汁ができた」と大喜びです。そして、それを我先に味見しようとします。

子どもたちも出汁の風味に慣れてくると、魚によって味が違うことが分かるようになってきます。先日も鯛の出汁をとった時、「いつもの昆布とかつお節とは違う味がするね」「これが鯛の味なんだね」など、それぞれに感じたことを表現しようとしていました。

「材料が違うんだから、きっと味も違うはずだ」などと言いながら、違う点を一生懸命に探そうとするのです。「海の匂いが強

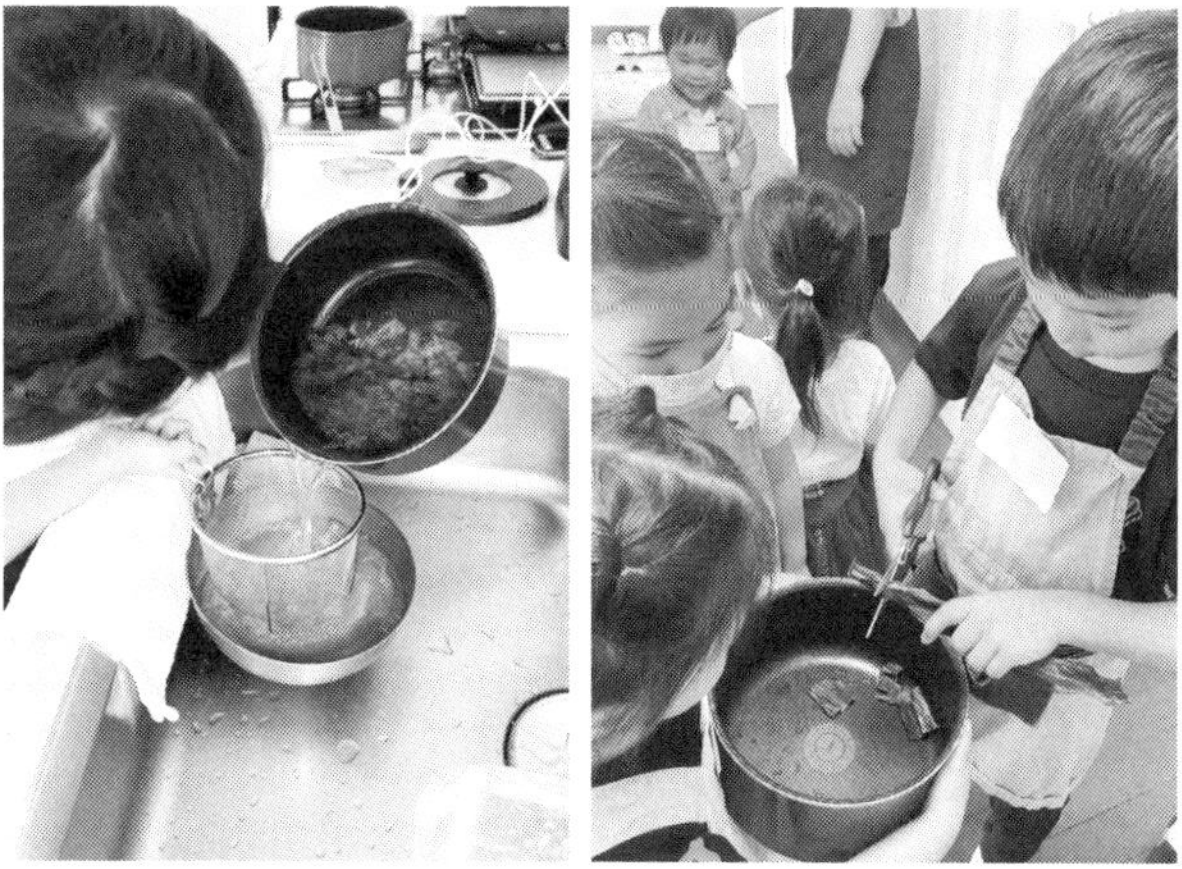

教室での出汁作り

い」「ホッとする味」「いつもより味がさっぱりしてる」「味が濃くてしっかりしてる」など、徐々に「好き嫌い」以外の言葉を探せるようになっていきます。さらに、子どもも出汁をとりながらクンクンと香りを嗅いでいるので嗅覚も発達していくのか、大人が何も言わなくても香りの違いも分かるようになっていきます。

使う素材によって出汁の色も違うので、まるで実験のように色比べを楽しみながら、味を覚えていくという感じです。そのためコースが進む頃には「今日はどのお魚を使う?」と子どもたちに聞いて、出汁に使う魚を選ぶこともあります。

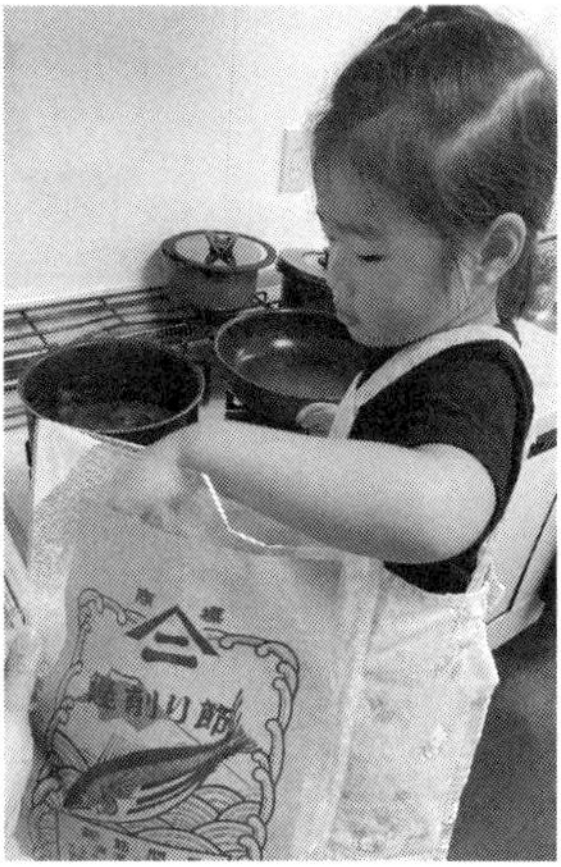
かつお出汁をとる様子

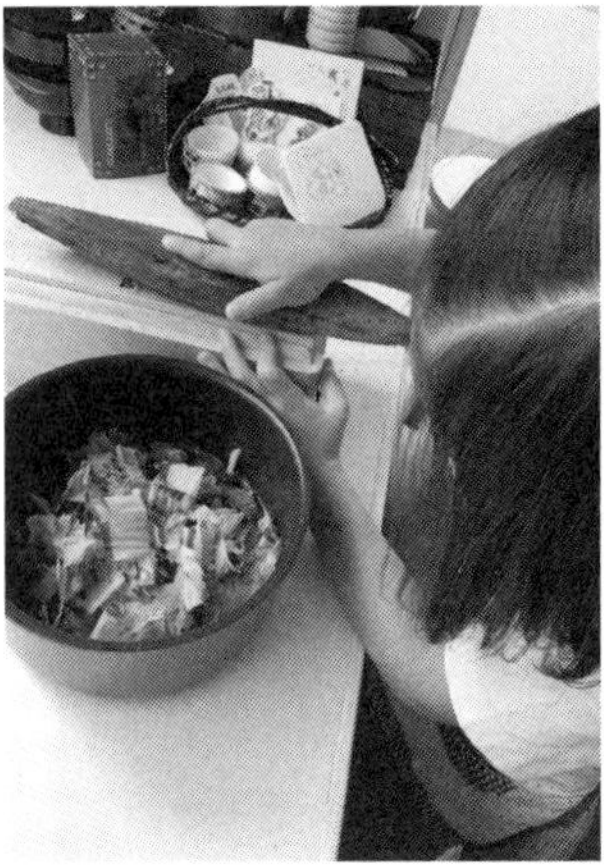
かつお節を削る様子

先日は、鯖をさばいた時に出たあら（頭と骨の部分）を使って、あら汁を作りました。かつお節とあらを入れて出汁をとったのですが、やはりいつもの出汁とは違って、多少の生臭さがあります。

　大人たちは「これは子どもには無理かもね」と話していたのですが、意外にも子どもたちは美味しいと言いながら、その出汁を飲んでいました。

「骨から味が出てる！」と気づいた子もいますが、それまでにいろいろな出汁の味を知っていなければ、子どもたちも美味しいとは感じられなかったのではないかと思います。お魚が大好きな子などは、「尻尾も捨てるのは

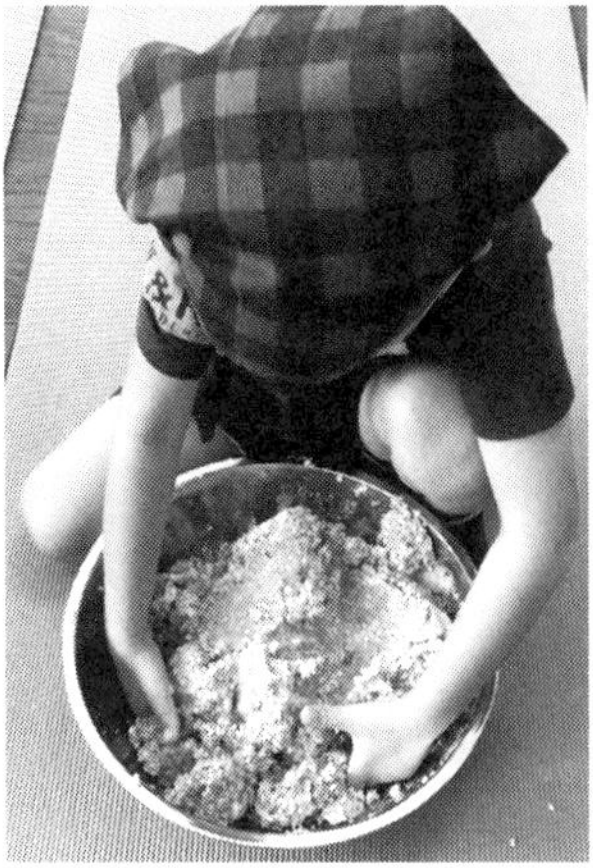

教室での味噌仕込み

もったいない」と言って、尻尾まで出汁に入れて美味しそうに飲んでいました。

年に一度ずつのお楽しみ……味噌としょうゆの仕込み

教室では、味噌としょうゆも手作りしています。味噌づくりとしょうゆづくりを始めてもう6年ほど経ちますが、自分たちでつくった味噌やしょうゆは教室で使うだけでなく、家庭でも使ってもらっています。

味噌は、毎年12月に仕込むと、翌年3月頃に出来上がります。子どもたちも味噌づくりを楽しみにしていて、寒くなってくると子どもたちのほうから「そろそろ、お味噌つくらない？」と声がかかるくらいです。

味噌は大豆と塩と麹菌を混ぜて、しばらく熟成させることで出来上がります。子どもたちは、圧力鍋で煮て柔らかく潰した大豆のペーストと塩、そして麹菌を大きなボウルに入れて混ぜる作業から始めます。小さな体で大きなボウルに入った材料を混ぜ合わせるのは力もいり大変ですが、「下からすくうように混ぜてね」と言うと、皆、全身を使って頑張っていました。

その際、ある子がほかの子に「麹が見つからなくなるまで混ぜるんだよ」と言っていました。均一に混ざることを「麹が見えるかどうか」という子どもなりの目線で解釈してほかの子に教えていたのです。子どもらしい知恵にほほえましくなりました。

そうして仕込んだ味噌は、それぞれの家に持って帰ります。一人3キロほどですが、ちょうど生まれたばかりの赤ちゃんくらいの重さなので、皆「これは私の赤ちゃん」「3カ月間、大事に育てるからね」などと言いながら、まさに赤ちゃんを抱えるように、大事そうに持って帰ります。

味噌は室温が高ければ熟成は早まり、低ければ遅くなるため、食べるタイミングはそれぞれの家によって違います。3カ月ほど経ったら各家庭で味見をし、使うタイミングを決めてもらっています。

自分たちで仕込んだ味噌は市販のものとは味がまったく違いますから、それが分かっている子どもたちも、その味噌で作る味噌汁が大好きです。自分たちが仕込んだ味噌がなくなってしまうと「早くお味噌つくりたいな」と言って、次の味噌づくりを楽しみにしているほどです。

しょうゆは、しょうゆ用の麹と食塩水を混ぜたもろみを10カ月間ほど発酵・熟成させてつくります。毎年6月頃に仕込むと、翌年4月に出来上がります。

しょうゆは子どもたちがペットボトルでじょうごを作り、そこに麹と食塩水を入れて混ぜます。完全に溶けるまで混ぜるのは子どもたちにとっては難しい作業ですが、お箸を使って上手に混ぜています。

その後は、また家に持って帰って自分たちで発酵する過程で必要な作業をしてもらいますが、しょうゆのほうが味噌より育てるのが大変です。ペットボトルの中で発酵が進んでいくと、ペットボトルが変形するほど膨らむので、時々キャップを開けてガス抜きしなければいけません。それを忘れるとパーンと爆発してしまうこともあって、部屋の中がしょうゆまみれの大惨事になってしまいます。

最後にはさらしのような布にドロドロのもろみを入れて吊るし、一晩濾過《ろか》します。ぎゅっと絞ると濁ってしまうので、一滴ずつポタポタと落ちていくのを待ちます。そうしてようやくきれいなしょうゆ（生しょうゆ）が完成するのです。しょうゆが一滴ずつ落ちていくのを見ていると、子どもも「無駄に使ってはいけない」と感じるようです。また、自分たちの作ったしょうゆはやっぱり美味しいと言って、少しずつ大事に使っています。

このように味噌もしょうゆも時間と手間がかかりますが、私たちは単にそのつくり方を覚えてほしいと思っているわけではありません。当たり前のようにどの家にもあって、頻繁に自分の口に入るものがこれだけの過程を経てつくられているということを知ることで、食の豊かさや味の奥深さを意識してほしいと思っているのです。

また、つくってもすぐに食べられず、じっくり待つ期間があることは、子どもたちに準備することの大切さを教えてくれます。待てば待つほど美味しいものができるという体験から、何でもすぐにできるものばかりではないということを知ってほしいと思っています。

魚は丸ごと一匹さばくことから始める

教室で魚を料理する時は、丸ごと一匹さばくことから始めます。先日はいわしの手開きをしました。身の柔らかいいわしは包丁を使わなくても手で開くことができるのです。まず、いわしのエラを開いて親指を入れ、頭の部分を取ったら手でお腹を開けて内臓をすべて取り出します。最初のうちこそ子どもたちは内臓に黒っぽい血があって驚いていましたが、意外と怖がることもなく「自分もやってみたい」と言いながら何匹もさばいてくれました。

このように自分たちで魚をさばくことで、子どもたちは魚の命をいただいて食べていることを感じることができます。最近の子どものなかには、切り身やお寿司になる前の魚の形を知らない子も多いそうですが、こうして魚のありのままの姿を知ることで、自然と生き物の命をいただくという感謝の念が生まれ、食について学ぶ機会につながるのです。

いつも魚をさばいている影響で、だんだん子どもたちも魚の体の構造に詳しくなっていて、かつお節を使う時に「こっちはお腹のほうのかつお節。こっちは背中のほうのかつお節」などと体の部位が分かっている子もいます。考えてみれば体全体丸ごと見られるのは魚ぐらいです。子どもたちも興味津々で観察をしていますが、こうしたことから生物への関心につながることもあると考えています。

自分たちで盛り付けを行う意義

料理が終わったあとは自分たちで盛り付けを行いますが、盛り方や配膳によっても、料理の印象が変わってきます。

最初は、ほとんどの子がきれいに山盛りにできなかったり、盛る量に偏りがあったりするのですが、「せっかく食べるなら、見た目も美味しそうと思えるものにしよう」という話をしています。例えばご飯がお椀の中にベタッとなっているよりも、小山のように盛ったほうが美味しそうに見えることを教えると、次は見事にきれいな山盛りにしてみるなど、子どもにも美しく盛り付けようという意識が生まれます。

お皿の置き方についても、せっかく皆で一緒に食べるのだから皆が同じになるように配

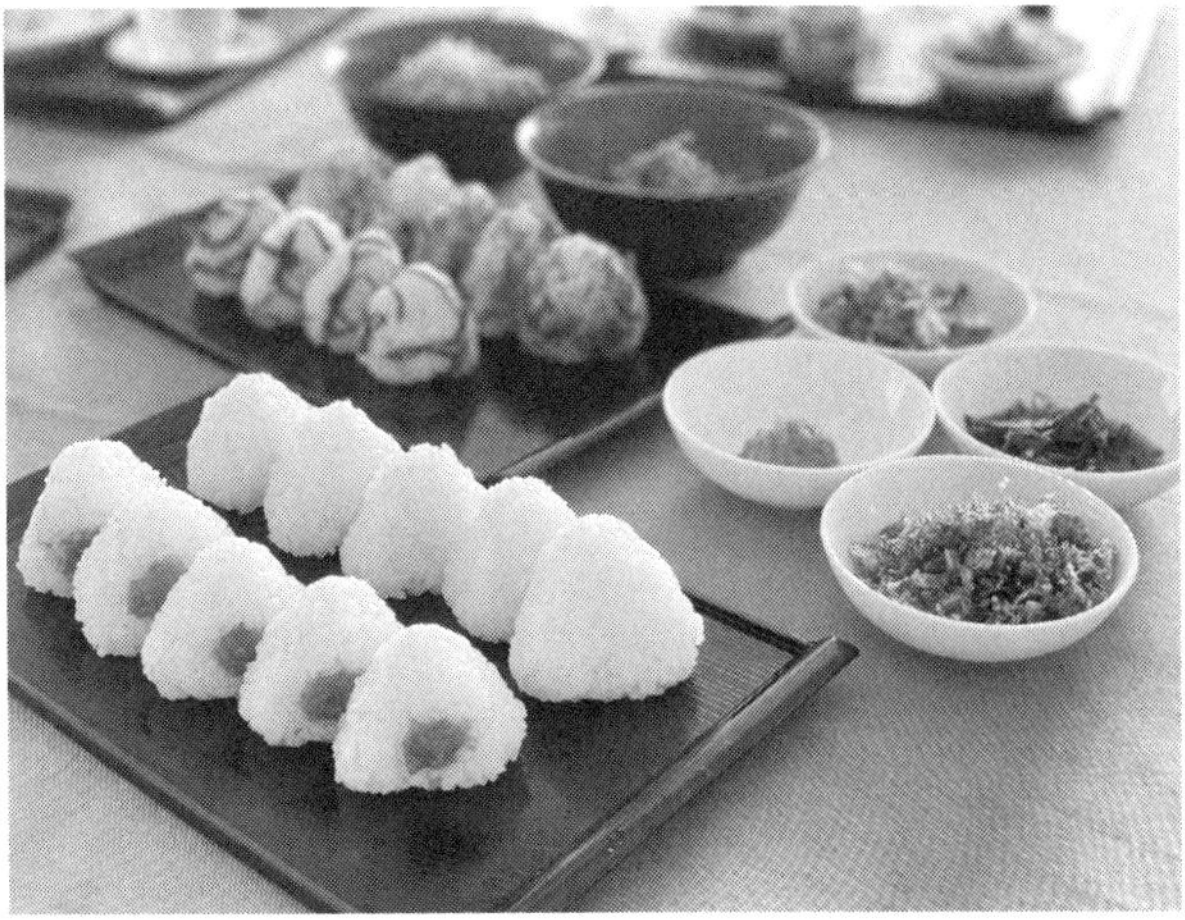

盛り付けも自分たちで

膳したほうがきれいに見えるという話をしています。すると、誰かが右奥に副菜を置くのを見たら、ほかの子も同じ右奥に副菜を置くようになるなど、子どもたちも細かい部分まで意識が向くようになって、繊細な気配りができるようになっていきます。

ケーキと一緒で美味しそう！のイメージがだんだんできてくるようです。

食への興味を養う食育

子どもたちは一緒に料理を作った仲間たちと一緒に食べる体験を通して、食の喜びを感じています。

今は核家族化が進み、食卓を囲む人数が

少なくなりました。特にコロナ禍以降は、幼稚園や保育園、小学校でも皆が一つの方向を向いて黙って食べる黙食が行われています。

私の教室ではコロナ禍も普段どおりに食べていたのですが、子どもたちは皆で向かい合って食べるのがとても楽しそうでした。そんな子どもたちを見ていると、やはり気心の知れた相手と食卓を囲むというのは、誰にとっても良い時間なのだということを実感したものです。

食の喜びと同時に、食育は子どもたちの食への興味も育みます。

私の教室にかかわらず、最近の子どもたちと接していて驚くのは、食べ物や食に興味のない子が増えているということです。家から持ってきたお弁当を食べている子に「今食べてるのは何？」と聞くと、よく返ってくるのは「分からない」という返事です。「今食べたの、どんな味がした？」と聞いても、「うーん、分からない」という返事をする子もいます。

お弁当を食べていても「あと1個で終わる」という感じで、味わうというより、ただ咀《そ》嚼《しゃく》しているという感じです。ましてや、その食べ物がどこでとれたのか、どういう調理をして今の状態になったかが分からないどころか、まったく興味をもたない子もいます。自分が食べているものが何かよく分かっていないためか食べ物に対する不安が大きく、食べたことのないものは口に入れたがらない傾向もあります。

　私の教室でも、初期の頃はそうした傾向が見られました。これも私が食育の重要性を感じ、クラスを作ろうと思ったきっかけの一つです。子どもたちの多くが、教室に来た最初の頃は、初めて食べるものに対して慎重な姿勢を見せます。「何これ」という感じで、食材を遠巻きに眺めているのです。

　ですが教室に通ううちに、その態度はだんだん変わっていきます。食材がどこから来たかを学び、料理を通してどういう過程を経て食べられる状態になるのかが分かると、子どものなかに食に対する不安がなくなっていくのです。

　教室では子どもが初めて食べるような珍しい食材もよく出してみるのですが、徐々に「何これ」という反応はなくなり、必ず少しは食べてみるようになります。もちろん教室で体に良くないものを出すはずがないと信じてくれているということもありますが、何を出しても、どの子も自分から進んで食べるようになっていく様子を見ていると、食に対する興味が育まれていることを実感します。

料理で成功体験と失敗体験を積み重ねる

料理を通して子どもたちが小さな成功体験を積めるのも食育の良いところです。教室でよく見られるのが、子ども同士で「上手だね」とか「すごい」という言葉をかけ合う光景です。大人が褒めるより、子ども同士で交わされた素直な感嘆の言葉から、子どもに自信がついて成功体験につながっていくこともあります。

先日も3歳の子が卵を上手に割っているのを見たお姉さんたちの口から「すごいね」という言葉が自然に出ていて、それを聞いた3歳の子はとても嬉しそうな顔をしていたのが印象的でした。

私たち大人も単に子どもを褒めるのではなく、その子が今までできなかったことをできるようになった瞬間を見逃さずに「できたね」と認めるようにしています。以前は手こずっていたことがスムーズにできるようになった時、周囲がそれを認めてあげると、子どもにも自分がお兄さんやお姉さんになれたという実感が湧くのです。小さなことでもいいから「できた」という成功体験を積み重ねることで、子どもはどんどん伸びていきます。

成功体験を積み重ねることと同じくらい重要なのが、失敗体験を積み重ねることです。

何かをこぼしたなど、ほんの些細なことでもうまくいかなかった経験を通して、どう対処したらいいかという対応力が身についていきます。例えば教室では、卵を割ろうとしたら机の上に落ちてしまったなど、卵に関わる失敗は非常に多いです。どの子もだいたい一度は失敗しています。

卵の場合はほかの食材を下に落とした時よりも見た目のダメージが大きいので、子どもたちは「どうしよう」と固まってしまいます。その際、大人が「落としちゃったらどうすればいいのかな？」と聞くと、「ごめんなさい」と謝る子が多いことに驚きます。

悪いことをした時に謝るのは分かりますが、失敗した時に謝ってもあまり意味はありません。それよりも、落としてしまったとか使えなくなったとか、何がどうなったのかを周囲に伝えることのほうが大事ですから、「落ちちゃったのは仕方ないから、まずは皆に落としたということをお知らせをしてください」とよく言っています。

また、そのあとにどうしたらいいかを自分で考えることも大事です。卵が落ちても、それが机の上なら回収できるという話をして卵をすくってもらいますし、床に落ちた場合は拭くしかありませんから、「じゃ、雑巾を持ってきて拭こう」という話になります。

いずれにしても、子どもが失敗した時に怒ることはありません。こうした失敗経験から子どもたちが学んでくれると思っているからです。ただ失敗したこと自体に怒ることはありませんが、そのあと何もせず時が過ぎるのを待っていたり、誰かがやってくれるのを待っていたりすると怒ることもあります。

失敗を通して、子どもたちは次に進む前向きな考え方を学ぶこともできます。先日は豆腐焼売《シューマイ》を作ろうとしていたら、蒸し器を置いたフライパンの火加減が強すぎて、焼売のタネの中に吹きこぼれたお湯が入ってしまいました。結果的に焼売入りのスープのようになったのですが、それはそれで別の料理のように美味しくいただけました。

料理では、一つのレシピを守らなければならないことはありません。失敗したと思っても意外と美味しいものができることもあります。ゴールは無限にあり、いくらでもやり直すことができるのです。それを自然に学べるのも、食育の素晴らしいところです。

［第4章］

四季折々の旬の食材・産地、料理を引き立てる伝統工芸品食育で日本文化への理解を深める

食育を通して身につく四季折々の食材の知識

子どもたちは、食育を通して食の知識やマナーだけでなく、日本の四季折々の行事や旬の食材、日本文化などを知ることができます。

日本には四季折々の食材がありますが、教室ではその季節に採れる旬の食材を意識して取り入れるようにしています。春なら菜の花や筍、はまぐり、春キャベツ、夏ならトマトやキュウリ、トウモロコシ、そら豆、枝豆です。そして秋ならキノコ類や秋刀魚、鮭、サツマイモ、冬なら大根や白菜、レンコンなどです。

やはり旬の食材は手頃な価格で、しかも味が際立って美味しく感じられます。また旬のものを取り入れると季節を感じやすくなるので、普段から意識して使っています。

さらに、その季節に美味しい食材を取り入れて食事を作るのは、健康面から見てもとても良いことです。

よく育つということは、その時期に必要な栄養素がたくさん含まれているということです。例えば、夏野菜には水分やカリウムが豊富に含まれていることが多いため、水分の不足しやすい夏にはぴったりです。また夏野菜には体を冷やす働きがあるので、体の内側から体の熱を冷やしてくれます。このように、夏が旬の食材は夏の暑さに負けずに踏ん張るための力が含まれているといえます。

今はハウス栽培などで一年中手に入るものも多いのですが、露地で育てられたトマトは、夏の太陽の光をたっぷり浴びて真っ赤に育ちます。子どもたちも旬の野菜は美味しく感じるのか、皆、驚くほどよく食べます。

このように、教室で旬の野菜をよく食べるようになったことで、家でも食べるようになった子も少なくありません。

今では、遠足のお弁当にも、にんじんやれんこんのごま和えなど、子どもが教室でよく食べた野菜料理が何かしら入っているなど、嬉しい変化が見られるようになっています。

日本古来の行事や伝統が教えてくれること

和食は日本古来の行事とも深く結びついています。お正月のおせち料理、人日《じんじつ》（七草）の節句の七草がゆ、鏡開きのお汁粉、節分の炒り豆や恵方巻き、上巳（桃）の節句のはまぐりのお吸い物、端午の節句の柏餅、七夕の素麺、十五夜のお月見団子、七五三の千歳飴、冬至のかぼちゃ料理などパッと思いつく行事食だけでもたくさんあります。

私の教室では、こうした行事食を毎年のように作っています。

その際は、行事食の意味を子どもたちと一緒に考えながら作ります。例えば、お月見というのは農作物が無事に収穫できたことに対する感謝の念や、豊作への祈りを捧げるための行事です。稲刈り前なので、稲の代わりにススキをお供えし、お米の粉で月に見立てて作ったお団子を供えます。

昔は米が不作や凶作になれば飢饉《ききん》に発展することもありましたから、自然への感謝や祈りが切実だったのです。今の子どもたちにはピンと来ないかもしれませんが、そうしたこ

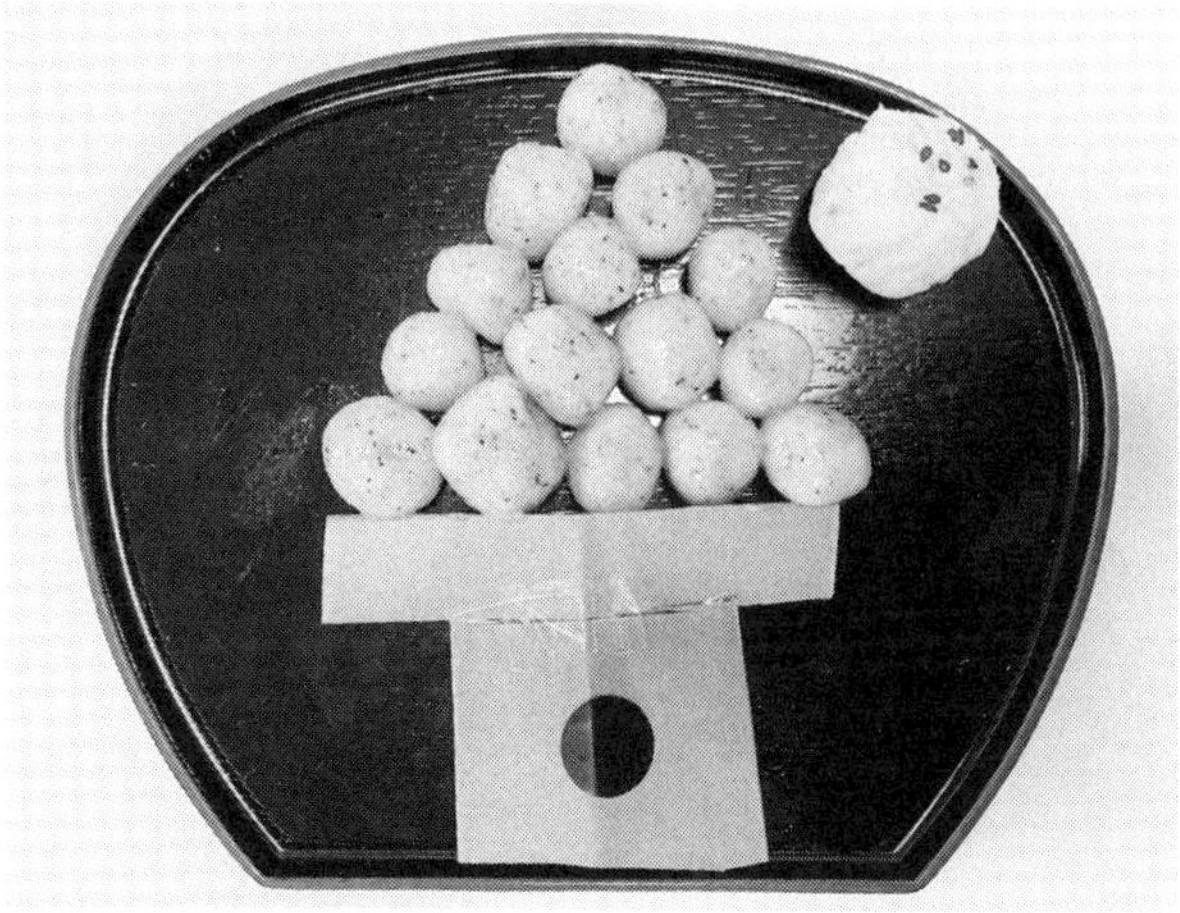

月見団子

とも教えて、農家さんに感謝しながらお団子を作って食べています。

普通の白いお団子のほかに、黒大豆のきな粉を使って茶色のお団子や、お月様に見立てたさつまいも団子を作ることもあります。

また、秋のお祭りでよく出てくるお神輿《みこし》の上についている鳳凰《ほうおう》は稲穂を咥《くわ》えていますが、これも五穀豊穣への願いが起源です。

こうしたことは世代が進むにつれてどんどん忘れられていきますが、行事食を通じて、私たち大人もその意味を再認識することができます。そして、食育によってそれを次の世代の子どもたちにつないでいけるのです。

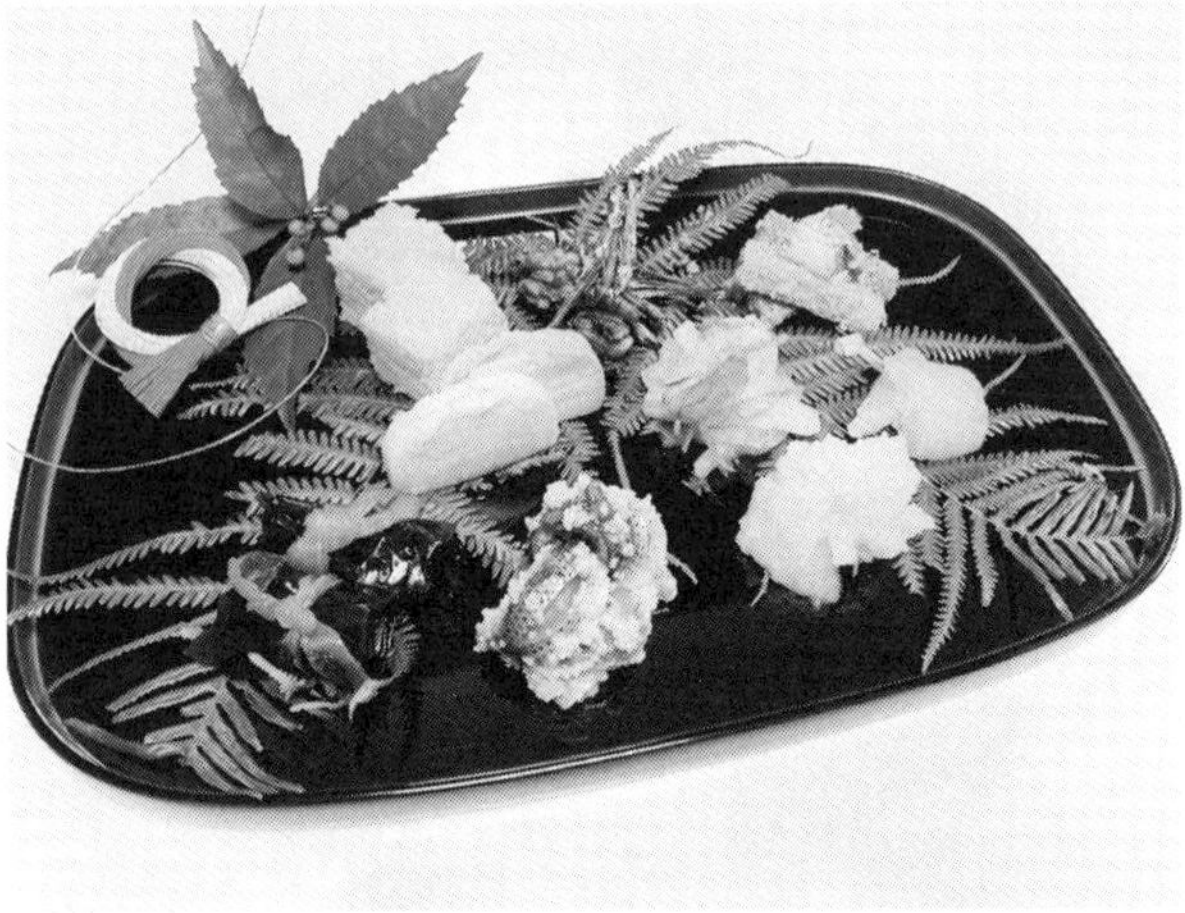

子どもたちが作ったおせち料理

子どもたちと一緒に丸一日かけておせち料理を作ることもあります。12月30日の朝9時から夕方6時頃までかけて作ったのは、錦玉子、ごまめ、煮しめ、にしんの昆布巻き、たたきごぼう、栗きんとん、紅白なます、かまぼこの飾り切り、こはだの粟漬けの9種類です。

こはだだけは酢で締めてからしばらくおかないと味が染み込まないので前日にさばいておきましたが、それ以外はすべて子どもたちとスタッフ、お手伝いに来てくれた大学生たちと一緒に当日作りました。

栗きんとんは馬毛のこし器で丁寧に裏ごしして、昆布巻きは長い昆布を机に並べ、にしんを置いて皆で巻いて、かんぴょうで結びました。とても大変でしたが、子どもたちも一生懸命やってくれました。

家にお重がある子は持ってきてもらい、そこに料理を詰めて帰りました。それをお正月におじいちゃんやおばあちゃんの家に持って行ったら大喜びされたという子もたくさんいて、「すっごく喜んでたよ！」「お正月、楽しかった～！」と、年明けに嬉しそうな顔で報告してくれました。

また保護者の方も、おせちを通じて3世代で会話が弾んだことをとても喜んでくださいました。

それまではほとんどの子がおせち料理はあまり美味しくないというイメージをもっていたようですが、自分たちで作ったことで、そのイメージはガラッと変わり、料理中に味見しながら「おせちって美味しいんだね」とびっくりしている子どもたちの顔がとても印象的でした。

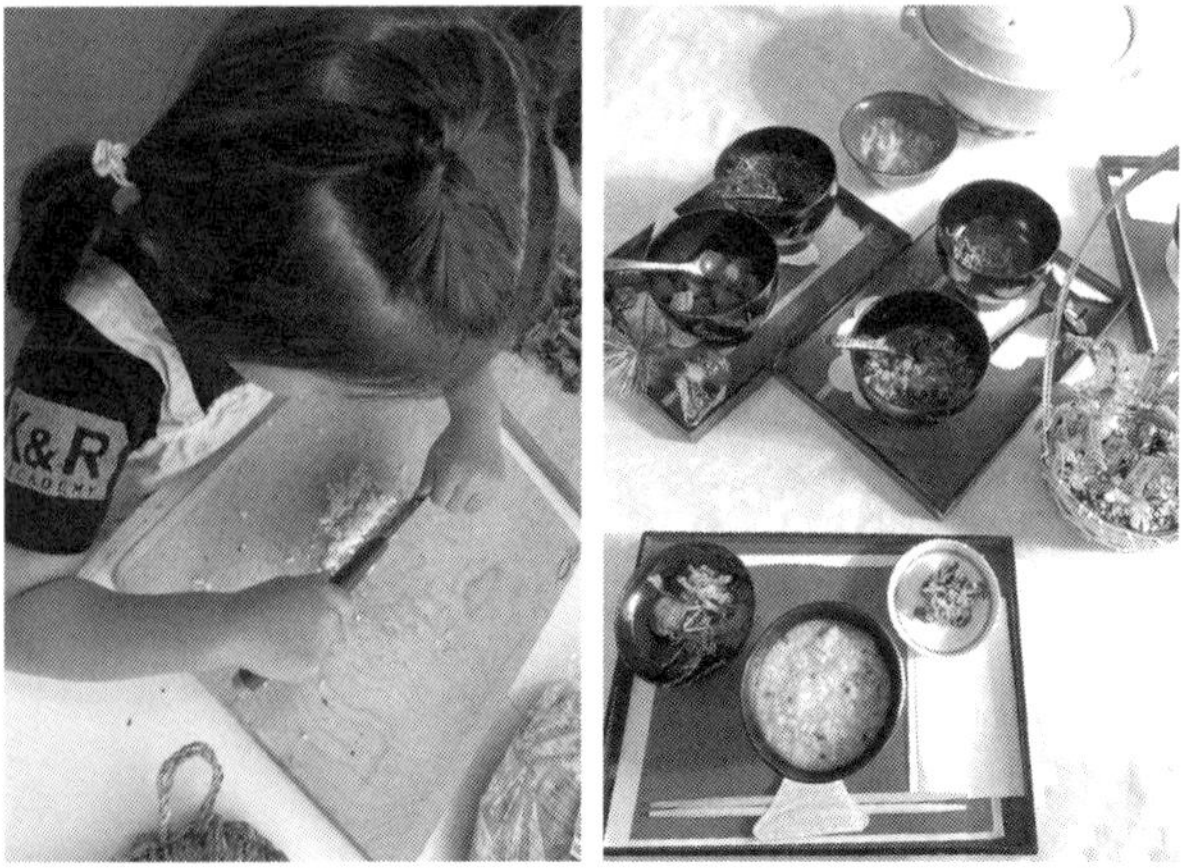

毎年恒例の七草がゆ

幼児教室の卒業生で、今は大学生になった子たちも、「おせちって生まれて初めて作ったけど、こんなに美味しいのか」「日本酒に合うかも」などと言いながら、料理を楽しんでいました。

七草がゆは毎年のように作っています。1月7日頃になると教室で七草の絵を描くことから始めます。

春の七草を料理する際に歌われる「七草ばやし」という古い歌があり、それを皆で歌いながら切ってもらいます。七草ばやしには、疫病を連れて来る渡り鳥がくる前に元気が出る七草を食べて体を守るという意味が込められているようです。今でも鳥インフルエンザなどがありますが、昔から渡り鳥が病気を連れてくるといわれていたのです。

今の日本では、おせちも恵方巻きも何でも商品化されていますが、もともと行事食には日本人のものの考え方が込められています。ですから、行事食を作ることは子どもたちに日本の伝統や文化を伝える良い機会になるのです。

こうした季節に合わせた行事は毎年必ず巡ってくるので、子どもも行事を迎えるごとに一年を無事に過ごしたことを実感できますし、昨年に比べて自分が成長していることに気づく機会にもなります。そうした意味でも、子どもたちと作る行事食はとても意義のあるものです。

産地の知識がほかの興味に広がっていく

私の教室では、神奈川県に田んぼを一反借りて、皆で田植え作業や稲刈り作業をしています。

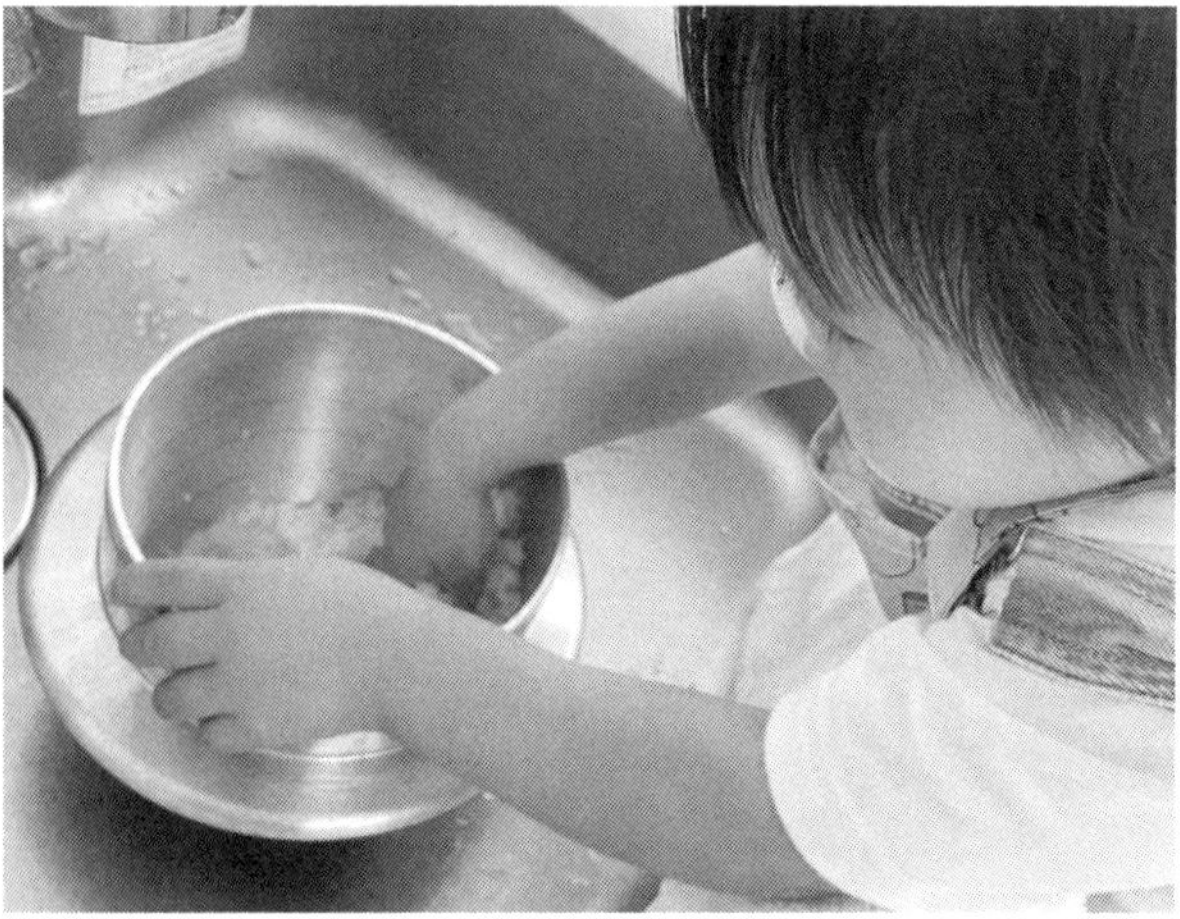

子どもたち自身でお米を研ぐ

一反というと50メートルプールくらいの大きさですが、6月頃の田植え作業では皆でまっすぐ一列に並んで一斉に植えていきます。全部で40列ほどはあり、皆で懸命に頑張っても、植え終わるまでには3時間ほどかかります。縦も横もそろえるように目印の紐が張られ、それを皆で一歩ずつ下げていきながら、「はい、植えて。はい、植えて」とやっていくので、かなりハードな作業です。皆、全身が泥だらけになります。

10月には、その稲を手作業で刈り、束ねて干すところまで自分たちで行います。それが乾いたら、農家の人が精米して11月頃に送ってくれるのです。

植えるのも大変ですが、手作業で稲を刈るのも大変です。根元から少し上に鎌を入れて刈り取るには結構な力が必要で、子どもの小さな手で刈るのは難しいはずですが、皆、無心になってやっています。


でも、このように大変な作業を体験するからこそ、美味しいお米ができたときの喜びは格別です。自分たちが育てたお米を炊飯器や羽釜で炊くと、皆「うわー！　きれい！　ご飯粒がきらきらしてる！」と大騒ぎです。

もちろん買ってきたお米でも十分美味しいけれど、こうして田んぼで作業する体験を通して、子どもたちは毎日食べる美味しいお米や、そのお米の生産者に対して感謝の気持ちを抱くことができるのです。


また、自分たちで作ったお米だけでなく、いろいろな産地のものを食べています。

地域によっていろいろな種類のお米があり、それぞれ気候や風土が違うので、お米の味

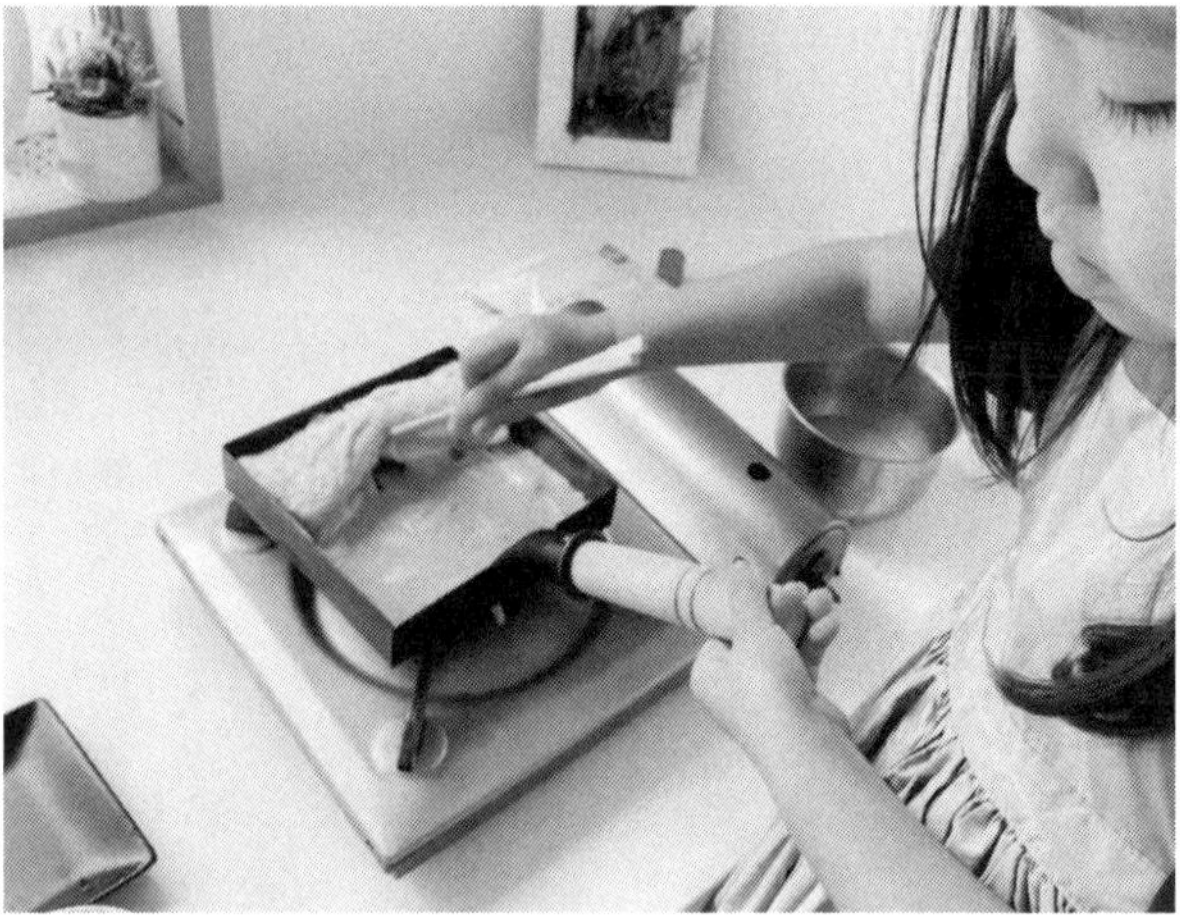

出汁巻き玉子に挑戦

や食感も変わってきます。また、コシヒカリなど品種が同じでも土地の水や土壌、栽培法によって味や食感が変わってきます。

　こうした話をすると、子どもたちも地図で産地の場所を確認してみたり、一生懸命に味わって味の違いを感じようとしたりするようになります。「今日は東京の近くの産地が多いね」とか「今日の食材は日本全国から来てるね」というように、地理的な興味をもつようになるなど、子どもたちの興味の幅も広がっていきます。

　教室で交わされる会話に産地の話がよく出てくるので、子どもたちも自然と地図を見るようになって、なんとなく地理を覚え

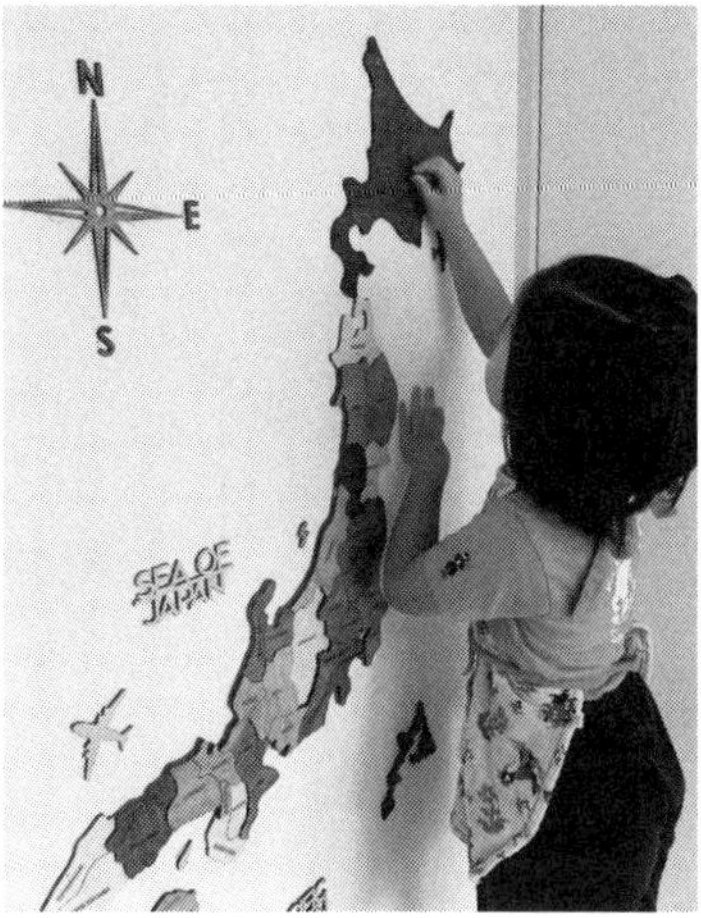

日本地図から産地を探す様子

ていくのです。食べたものの記憶と相まって、「こないだは新潟のお米を食べたよね」という感じで、子どもたちもよく覚えています。

先日は、静岡県袋井市の郷土料理・たまごふわふわを作りました。

これは土鍋で出汁を煮て、そこに卵の白身を泡だてたものを加えたあとに黄身を加え、15秒ほど蓋をして蒸らした玉子料理です。

それをすくって出汁と一緒に食べるのですが、出汁のうま味とふわっと膨らんだ玉子の食感が絶妙です。どんどん膨らんでいくのが子どもたちにとってはマジックのように見えるらしく、皆がとても気に入って、たくさん作りました。

日本には昔から、このように材料も簡素で、作り方も単純なのに奥深い料理がたくさんあります。たまごふわふわは江戸時代から宿場町として栄えていた袋井宿で朝食として提供されていた料理だそうですが、私たち大人も知りませんでした。

このように一つの伝統食を通して、その土地の特徴や歴史を知ることができます。そして子どもたちと一緒に伝統食を作って味わうことで次の世代につなげていくことができるのです。

和食は日本の大事な文化

自然からの贈り物である海の幸や山の幸、季節の行事とお祝いの御膳など、日本の食文化には日本という国のエッセンスが詰まっています。食に触れることは、その国の文化に触れる機会でもあるのです。

この教室には、海外にルーツのある子どもたちも通ってきますが、それは保護者たちがわが子に日本文化の土台を身につけてほしいと思っているからです。

欧米出身のあるお父さんは、以前このように話していました。「うちの子は今、日本に住んでいるのだから、なるべく日本のことを知ってほしいし、日本の味も覚えてほしいと思っています。小さな頃こそ、そういう文化にたくさん触れて身につけるべきです。それが国際人としての大事な土台になるはずだから」

グローバル化が進む今こそ、自分が育った土地や母国のことを知っておいてほしいという保護者の気持ちはよく分かります。特に国際的な視点をもつ人ほど、自分の土台となる場所を大切にしているのだと思います。

今は食の世界でもますますグローバル化が進んでいます。世界中にファストフードチェーンが浸透し、どの国や地域でもハンバーガーやチキン、ドーナツなどを手軽に食べられるようになりました。海外から食材を輸入することで食のバリエーションも増えています。

ただしグローバル化が進みすぎると、地元の食材が売れなくなるだけでなく、その国独自の食文化が衰退する可能性もあります。

そうした背景もあって、欧米では食育が注目されるようになりました。食を学ぶことで栄養面や健康面を改善することができますが、それだけでなく、その国や地域に根ざした食文化を守ることができるのです。最近では日本でも地元の食材を積極的に利用する地産地消が活発になっていますが、自国の食材や産物を大事にすることで国の農業や漁業を守ることにもつながります。

　便利な食生活もいいのですが、自国の食文化や自分たちのアイデンティティを守るためには、自分たちの国の食文化に目を向けることも必要です。そして、その考え方を次の世代に伝えていくことも重要です。そうしたことまで考えられるのが真の国際人であり、一流の人ではないかと思っています。

　先日は、アメリカ留学から帰国した卒業生が教室に立ち寄ってくれました。

部屋に入るや否や、「わあ、和食のいい香り！」と言って、小さな子どもたちが作った塩麹のつくね、なすの煮浸し、わかめのお味噌汁などを美味しそうに味わいながら食べていきました。その子が「やっぱり和食はいいよね」としみじみ話す様子を見ながら、世界へ出ていく機会があればあるほど、日本の素敵な部分や贅沢な部分に気づくことができるのだなと再確認しました。

世界無形文化遺産の和食を伝えていく

和食は「自然の尊重」という日本人の精神を体現した食習慣として注目され、２０１３年にはユネスコ無形文化遺産に登録されました。教室で作る料理も和食が中心ですが、やはり和食は味付けが繊細で、素材そのものの持ち味を尊重していることを実感します。

さらに和食は一見シンプルでありながら、見せ方にもさまざまな工夫がされていて、日本の四季の美しさや季節の移ろいを表現していることを感じます。食べて美味しいだけでなく、目で見て楽しめるのも和食の特徴です。

また一見簡単に見えるお惣菜でも、丁寧に下処理されているなど味わいが奥深いのも魅力的なところです。特に、出汁は日本が誇る代表的な食文化といえます。出汁は魚やキノコなどから得られるエキスでうま味成分を存分に含んでいるため、塩分を多量に使わなくてもほかの食材の風味を際立たせて引き出すことができるのです。それによって、より奥深い複雑な味を作り出しています。だからこそ、和食は体にも負担がかからず、栄養バランスにも優れているのです。

出汁と同じように和食に欠かせないのが麹です。しょうゆや味噌、日本酒、みりん、酢などはすべて麹菌から作られていますが、これは日本の「国菌」といわれることもあるように、日本固有の微生物です。こうした麹菌を使った発酵文化も、和食を語るうえで欠かせないものとなっています。

このように和食の素晴らしいところは多々ありますが、最近は食生活の欧米化や外食の増加などによって、和食離れが進んでいるといわれています。特に子どものいる家庭では、子どもは和食を好まないという理由からあまり作らない人も多くいます。

しかし、教室で和食を作ると、子どもたちは美味しいと言ってよく食べています。先日も、教室でレンコンの煮物を作った際に子どもたちがよく食べたという話をしたら、保護者たちは口々に「うちでレンコンはあんまり食べないんですよ。今度、このレシピで作ってみよう」と話していました。

子どもだからフライやハンバーグ、スパゲティなどのほうが好きだと思い込んでいる人も多いのですが、何年も子どもたちと料理をしてきて感じるのは、意外と和食好きな子どもは多いということです。お味噌汁やごま和え、煮物、焼き魚などが大好きな子はたくさんいます。私は年齢に関係なく、和食の素晴らしさを感じることができると思っています。

和食の素晴らしさは国内だけでなく、世界でも注目されています。欧米でも日本食レストランは大人気ですが、和食を目的として日本を訪れる外国人も増えていますし、近年では健康面からも日本の発酵文化や出汁の文化が注目を集めています。

伝統的な食器を使い、日本文化に触れる経験を

私たちの教室では、盛り付けにも陶器や漆塗りの器を使って「本物」に触れる機会をつくっています。

手間暇をかけて作られた器には、やはり自然に伝わってくる美しさや繊細さがあり、たとえ素朴な料理でも、そこに入れると美味しそうに見えるのです。教室ではそれほど多くそろえているわけではありませんが、それぞれの季節の絵柄が描かれたお椀や陶器などの

伝統工芸品を使うことで、子どもたちにも日本文化に触れてほしいと思っています。
特に蒔絵《まきえ》（金や銀の粉や貝殻を使って、さまざまな絵柄を表した漆器）は、日本で独自に発達した漆芸の代表的な技法です。こうした日本で生まれた器に触れることで、子どもたちの目の養われ方も違ってくると考えています。季節を愛で、それを食のお膳で表現する。そうしたことで生活に潤いを感じるのが日本の文化です。

まずはそういう価値観があると知り、小さい頃から触れておくことが教養につながっていくと思うのです。

先日卒業生の小学４年生の男の子が久しぶりに教室に遊びに来てくれた時に、お茶菓子を乗せた塗りのお皿をまじまじと見て、「これは輪島塗？」と質問をしてくれました。輪島塗復活にむけて前向きに活動されている被災された職人の方々のお話もニュースで目にしますので、教室でも伝統工芸品を取り入れ、応援をしていきたいと考えています。

また、秋になれば紅葉のお椀を使うというように、季節によって食器を選んでいます。春だから桜の花びらが描かれた器にしようとか、七夕だから竹の器を使ってみようというように、子どもたちともよく話しながら器を決めます。

次第に子どもたちも食器のある場所を覚えるようになってきて、「この料理だったら、この器がいいんじゃない？」と自ら提案して、棚から出してくれるようになりました。食事というのは、ただ食べればいいわけではなく、目で楽しむことも大事です。どの器に盛り付けたら美味しく感じられるか、どうやって盛り付けたら美味しそうに見えるかなど、子どもたちの感性を磨くうえでも器は一役買ってくれているのです。

今の世の中には、落としても割れないプラスチック製の食器もたくさん出回っています。子ども向けに使っている家庭も多いと思います。

しかし、教室では貴重な器や高い器も、子どもたちに大切なものと伝えたうえで使っています。わざわざ「今日の器は高価な器なんだよ」などとは言いませんが、「器は落としたら壊れちゃうよ。壊れちゃったらもう作れないから、大事に使おうね」ということは丁寧に伝えています。

すると、次第に子どもたちにも「物を大切に扱う」という意識が芽生え始めます。今までに子どもたちがお皿を割ったことや、器を壊したことはありません。陶器の箸置きをまとめて持っていた時に手から滑り落ちて端がポロッと欠けてしまったことはありますが、もともと長く使っていたもので、少々もろくなっていたものでした。

食事を終えて食器を運ぶ際には、その重ね方にも注意してくれるようにもなりました。「同じ種類のものは、同じ種類で重ねてね」「持つときは両手でしっかり持とうね」などと言うだけで、子どもたちはきちんと理解して、丁寧に扱ってくれるのです。

子どもたちが教室の食器を大事そうに慎重に運ぶ姿を見ていて、プラスチック製の器を使っていたら、これほど丁寧に運んでくれることはなかっただろうと思いました。美しい食器で美味しい食事を食べることで、子どもたちは感性だけでなく、ものを大切にする気持ちも学んでいるのです。

自分自身の言葉で語る力をつける子どもたち

一流の人は自国の食文化について、しっかり語れます。

一般的に日本にはあまり自分のことや自国のことを語らない人が多いですが、他国では自分の国はどんな国で、自分はどういう人間かということを大事にしていて、堂々と主張します。

日本では謙虚さが美徳とされるような一面もあり、似たようなバックグラウンドをもつ人が多いため、自分のことはあえて語らなくてもいいと思う文化的背景のせいかもしれませんが、国際的な場ではそうはいきません。自分についてしっかり語れない人、母国について何も知らない人と思われると、人から興味をもってもらえないだけでなく軽んじられてしまいます。

とはいえ、何か難しいことを語らなければいけないわけではなく、自分は何が好きか、どんな趣味をもっているか、日本にはどんな食文化があるかなど、軽い話題でもいいと思います。さまざまなバックグラウンドをもつ人たちとの会話でビジネスや政治、宗教の話をするのは難しい面もありますが、自国の食文化の話題は最適です。

特に和食は重要な日本文化の一つで、世界的にも注目されています。ほかの国にも和食に興味をもってネットでたくさんの情報を調べている人や、日本の食文化に精通している人もいますが、そうした人たちと話す際に大事なのは、自分自身の言葉で語れるというこ

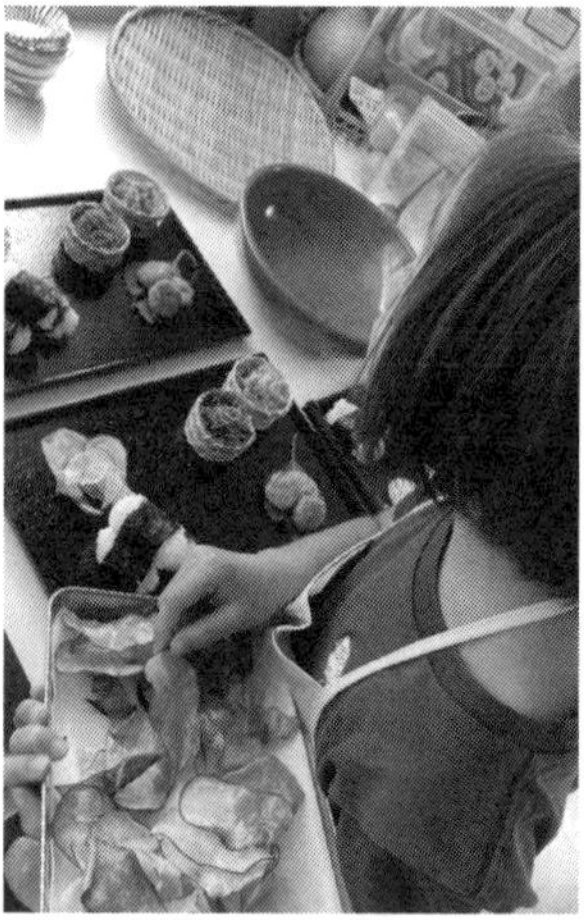

バランスを考えて盛り付ける様子

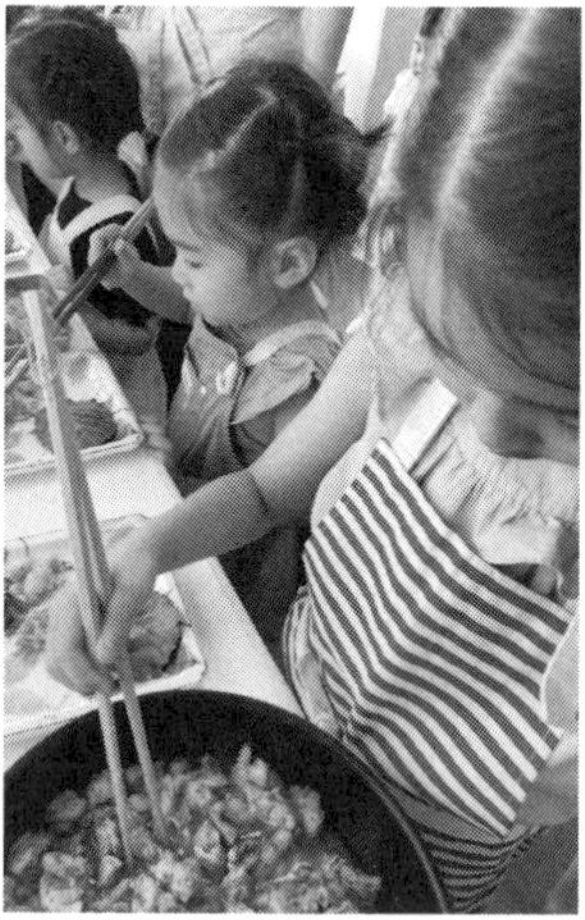

調理中の様子

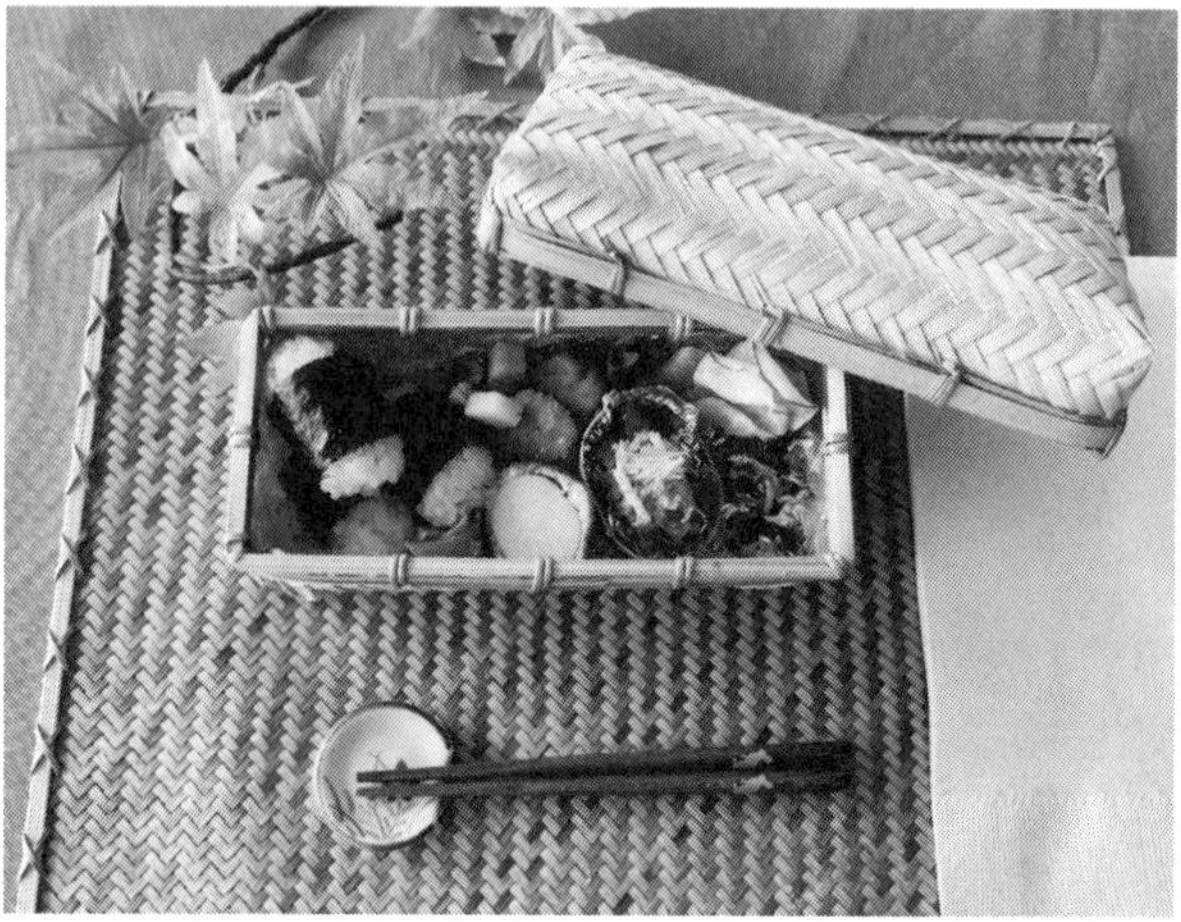

ときにはお弁当箱に詰めることも

とです。

誰かからの受け売りの情報ではなく、自分で料理をした経験や、食材を収穫した経験から語る内容は具体的で相手の心を動かします。自分で経験したことだからこそ、発信する言葉に説得力があるのです。

しかも、小さな頃からさまざまな人と食卓を囲んで話をしてきた人は、人と楽しく会話するコツを自然と身につけています。食事をしながらどんな話をすれば盛り上がるかを自分の体験として知っているため、相手を不快にすることなく「自分はこう思う」「自分はこういう経験がある」ということをさりげなく主張できるのです。


教室の子どもたちも、料理をしながら日々そうしたことを学んでいます。料理をしていると、普段の生活では感じないような新鮮な驚きや発見をすることがありますが、それを自分の言葉で表現してくれるようになるのです。

子どもたちから出てくる素直な感想や自由な発想を聞いていると、私たち大人が当たり前だと思っていたことも彼らにとっては当たり前ではなく、「へえ、そんなふうに感じるのか」と新しい発見をすることがあります。「食育」で得た知識や感性を基に自分はこう感じる、こう考えるということを伸び伸びと表現し、お互いにそれについて認め合ったり、共感し合ったり、笑い合ったりします。こうした経験を通して、子どもたちは協調性や社会性、コミュニケーション能力などの「生きる力」を育んでいるのです。

おわりに

食を通して、日本の良いところを子どもたちに伝えていきたい、との思いで食育を始めてから6年が経ちました。

今の世の中はものが溢れ、サービスが豊かになり、お金を払えばたいていのものが買える時代です。料理も自分たちで作らなくても手に入りますし、食器も安価な製品が多くなったため、壊れたら買えばいいという考え方もあります。

しかし、自分の物を大切に扱い、一食ごとの食事を大事にすることは、それを作ってくれた人や食材を育ててくれた人とのつながりを大切にする心を育ててくれます。

そして、いろいろなことがものすごいスピードで変わっていく世の中であっても、多くの日本人にとって和食の優しい味わいや出汁の香りは、心から安心できるものです。子どもの頃に食べたおむすびの素朴な味わいとともに、それを握ってくれたお母さんやそのとき一緒にいた友達の記憶がよみがえってくることもあります。こうしたことは、いくらお金を出しても、あとから買うことはできません。

自分たちの住んでいる国や地域の美味しいものや素晴らしいもの、独自の文化を大事にし、自分のアイデンティティの一つとして、食育を通じて子どもたちがこうした体験を積んでくれたら、それこそ一流の人間に育つのではないかと信じています。そして、その人が優しい気持ちで毎日を過ごすことにつながるはずだと思っています。

以前、ある地方で料理イベントをした際には、募集人数に対して応募が殺到し、すぐに枠が埋まってしまいました。地方でも子どもの食育に関心をもつ保護者が多いことを実感し、今後はさらに食育を通して日本全国の子どもたちと関わっていきたいと思うようになりました。

それと同時に、その地域の素晴らしい部分に気づけるような機会を提供したいと思っています。その地域には、その地域なりの気候や風土、歴史に基づいた独特の食文化があります。住んでいるとあまり気がつかないかもしれませんが、どの地域にも必ず素晴らしいものがありますから、地元の方がそうしたものに気づけるような機会や場所を増やしていきたいと思っています。

これからの子どもたちが生きていく世界は、めまぐるしく変わっていきます。しかし、食が人に与える喜びや楽しみ、安心感は変わらないはずです。変わることのない食の素晴らしさを通して、子どもたちの豊かな感性や個性を育んでいきたいと思っています。

何より、これからを生きる子どもたちには人間らしく、たくましく、そしてしなやかな人生の土台をつくってほしいと願っています。

そして本書が、日本の子どもたち、そして保護者の方たちの生活をより豊かにする一助になれば、これほど嬉しいことはありません。

2024年6月

磯邊里紗

付録・食育おすすめ絵本

絵本には「食」に関するものがたくさんあります。教室で使っている絵本の一部を紹介しますので、ご家庭でもぜひ読んでみてください。

『はじめての和食えほん』（柳原尚之／作　近藤圭恵／絵　文溪堂）

春夏秋冬でそれぞれ一冊ずつあり、季節の旬の食材や、それらを使ったレシピが載っています。子ども向けの絵本ですが、とても分かりやすく、大人にも勉強になることが多い絵本です。

『いろいろじゃがいも』（山岡ひかる／作　くもん出版）

じゃがバターやフライドポテト、肉じゃが、コロッケなど、じゃがいもがいろいろな料理になっていく様子が楽しい一冊です。

『どこからきたの？　おべんとう』（鈴木まもる／作　金の星社）

お弁当が作られる過程を詳しく伝えてくれます。第67回青少年読書感想文全国コンクール　低学年の部・課題図書に選ばれています。

『おばあちゃんのえほうまき』（野村たかあき／作　佼成出版社）

恵方巻きの由来や作り方を味わい深い版画で伝える絵本。レシピも付いているので、親子で恵方巻きを作る際にもおすすめです。

『どんぶりん』（新井洋行／作　アリス館）

牛丼、親子丼、天丼、カツ丼など、たくさんユーモラスな丼が登場します。見ているだけで丼が食べたくなります。

『とうふさんがね・・』（とよたかずひこ／作　童心社）

とうふのおっちゃんがとうふのお味噌汁を作る楽しいお話です。「おいしいともだち」

シリーズとして、ほかにも『おにぎりくんがね‥』『たまごさんがね‥』などがあり、食材について考えるきっかけを与えてくれます。

『きつねうどん　たぬきうどん』（古内ヨシ／作　大日本図書）

きつねとたぬきが美味しいうどんを作ります。うどんの打ち方や出汁のとり方を分かりやすく教えてくれます。

『ぐりとぐら』（なかがわりえこ／作　おおむらゆりこ／絵　福音館書店）

お料理することと食べることが何より好きな野ねずみのぐりとぐらが森で見つけた大きな卵を使ってカステラを作ります。１９６７年発行の絵本のベストセラーです。

『しろくまちゃんのほっとけーき』（わかやまけん・もりひさし・わだよしおみ／作　こぐま社）

しろくまちゃんがお母さんと一緒にホットケーキを作る様子を描いた、子どもたちに大人気のロングセラー絵本です。

『こまったさんのオムレツ』（寺村輝夫／作　岡本颯子／絵　あかね書房）

小学生向けですが、オムレツ作りのコツが分かりやすく歌で紹介されていて、オムレツを楽しく作ることができます。こまったさんシリーズは、ほかにカレーライスやサンドイッチ、ハンバーグ、スパゲティなど計10冊が刊行されています。

『やさい　だいすき』（柳原良平／作　こぐま社）

身近にある野菜を切り絵で表現した色鮮やかな絵本です。

『やきそばばんばん』（はらぺこめがね／作　あかね書房）

教室でも、絵本どおりにやきそばを作ったり、工作したり、何よりとっても絵が美味しそうで、子どもたちも大好きな絵本です。同作者の『ステーき　12のおいしいきのはなし』（はらぺこめがね／作　小学館）は毎日小学生新聞のコーナーでもおすすめの絵本として紹介されていました。

磯邊 里紗（いそべ りさ）

1988年東京生まれ。

東洋英和女学院小学部に入学。その後、青山学院高等部に進学し、慶應義塾大学理工学部を卒業。K&R ACADEMY 株式会社にて、子どもたちが自ら楽しく学ぶために、実体験型授業と五感を磨く課外活動を主軸にしたプログラムを考案し日々実践する食育インストラクター。乳幼児食指導士資格も有する。

本書についての
ご意見・ご感想はコチラ

子どもを一流に育てる 教養としての食育

二〇二四年六月二一日　第一刷発行

著　者　磯邊里紗
発行人　久保田貴幸
発行元　株式会社 幻冬舎メディアコンサルティング
〒一五一-〇〇五一　東京都渋谷区千駄ヶ谷四-九-七
電話　〇三-五四一一-六四四〇（編集）
発売元　株式会社 幻冬舎
〒一五一-〇〇五一　東京都渋谷区千駄ヶ谷四-九-七
電話　〇三-五四一一-六二二二（営業）
印刷・製本　中央精版印刷株式会社
装　丁　堀 稚菜

検印廃止

Printed in Japan　ISBN 978-4-344-94770-2 C0037
幻冬舎メディアコンサルティングＨＰ　https://www.gentosha-mc.com/